岭南珍本古医籍校注与研究丛书　第二辑　主编　郑洪

《仲景归真》全本校注与研究

[清] 陈焕堂　纂辑

宁为民　余洁英　校注

U0214607

SPM
南方传媒

广东科技出版社
全国优秀出版社
· 广州 ·

图书在版编目（CIP）数据

《仲景归真》全本校注与研究 /（清）陈焕堂纂辑；宁为民，余洁英校注 . —广州：广东科技出版社，2023.12

（岭南珍本古医籍校注与研究丛书·第二辑）

ISBN 978-7-5359-8175-2

Ⅰ . ①仲… Ⅱ . ①陈… ②宁… ③余… Ⅲ . ①《伤寒论》—研究 Ⅳ . ① R222.29

中国国家版本馆 CIP 数据核字（2023）第 193296 号

《仲景归真》全本校注与研究

《Zhongjing Guizhen》Quanben Jiaozhu Yu Yanjiu

出 版 人：严奉强

策　　划：曾永琳　邹　荣

责任编辑：李　芹　马霄行

装帧设计：友间文化

封面设计：彭　力

责任校对：曾乐慧　李云柯

责任印制：彭海波

出版发行：广东科技出版社

（广州市环市东路水荫路 11 号　邮政编码：510075）

销售热线：020-37607413

https://www.gdstp.com.cn

E-mail:gdkjbw@nfcb.com.cn

经　　销：广东新华发行集团股份有限公司

印　　刷：广州一龙印刷有限公司

（广州市增城区荔新九路 43 号）

规　　格：889 mm×1194 mm　1/32　印张 9.875　字数 247 千

版　　次：2023 年 12 月第 1 版

　　　　　2023 年 12 月第 1 次印刷

定　　价：58.00 元

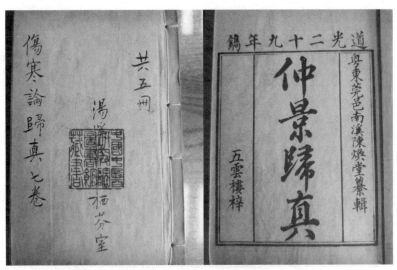

《仲景归真》五云楼版扉页

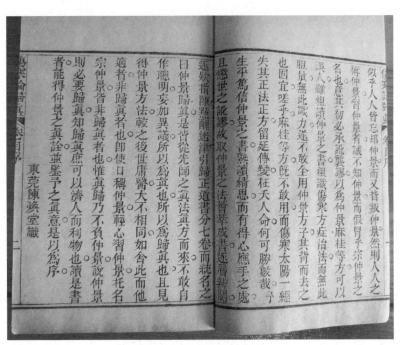

《仲景归真》五云楼版内文书影

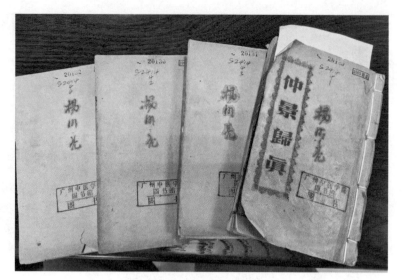

《仲景归真》光华堂版书影

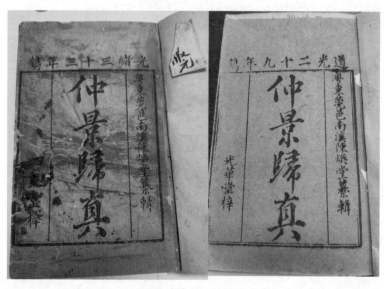

《仲景归真》光华堂版扉页

前言

　　中医药发源于远古，经历代发展而趋于大成。古籍文献是中医药知识的重要载体。据2007年12月出版的《中国中医古籍总目》所载，我国150家图书馆（博物馆）收藏的1949年以前版印的中医药图书即达13 455种，此外尚有大量亡佚的著作。

　　历史上，我国不同地区中医药发展的情况并不平衡。秦汉时期，我国的文化中心在黄河流域，中医药的四大经典《黄帝内经》《难经》《神农本草经》《伤寒杂病论》虽然也提到了南方的医药知识，但主要在北方结集成书。汉代仅有杨孚《异物志》等偶涉药物知识的岭南著作。晋代，岭南开始较为系统地接受中原地区的中医药知识，葛洪南来，其《肘后救卒方》（后人增补为《肘后备急方》）对岭南医药有重要影响。晋唐时期，还有不少南来的士人或医家编集了多种方药著作，南宋郑樵《通志》曾将它们归类为"岭南方"，但大多已佚失。到宋代，在岭南成长的医学家陈昭遇参编医学巨著《太平圣惠方》，潮州刘昉编著《幼幼新书》，始在中医文献史上占有一席之地。元代释继洪的《岭南卫生方》则是现存最早以"岭南"命名的医著。

　　医随地运。随着明、清、民国时期岭南地区经济文化不断发展，岭南医籍著作开始增多，种类不断丰富，水平也较以前提高。郭霭春氏《中国分省医籍考》辑得广东医籍约200种，近年高日阳、刘小斌编《岭南医籍考》辑出1949年以前的岭南中医古籍文献577种，其中现存284种，亡佚或未见282种，存疑11种。现存古籍中，有不少大家之著，如明代丘濬的《群书钞方》、盛端明的《程斋医抄撮要》，清代何梦瑶的《医碥》、何克谏的《生草药性备要》、潘名熊的《评琴书屋医略》和《叶案括要》、朱沛文的《华洋脏象约纂》、程康圃的《儿科秘要》、罗汝兰的《鼠疫汇编》、邱熺的《引痘略》、梁玉瑜的《舌鉴辨正》，民国陈伯坛的《读过伤寒论》、黎天祐的《伤寒论崇正编》、杨鹤龄的《儿科经验述要》、陈任枚及刘赤选的《温病学讲义》、管季耀的《伤科学讲义》、梁翰芬的《诊断学讲义》等，反映了岭南医学各个专科的重要成就，很有研究和参考价值。

在文献利用方面，过去部分岭南古医籍已有影印或点校本面世，但相当零散。近年"岭南中医药文库"丛书影印了50种岭南医籍，是较系统的一次出版工程，为岭南医学的理论与临床各学科的研究提供了便利。不过，"原汁原味"的影印本有利也有弊，因为古籍可能存在版本异同、刊印错讹等种种情况，会阻碍读者对原书内容的准确理解。这就需要进行认真的文献校注与整理工作。

由于岭南医籍文献众多，而文献整理又是一项严谨细致的工作，难以一蹴而就，因此，我们组织编撰这套"岭南珍本古医籍校注与研究丛书"，精选有较高学术价值，过去未经整理面世，或虽曾出版但当前有新研究进展的古医籍，进行系统的校注与研究，分批出版。在国家出版基金和国家古籍整理出版规划项目支持下，2018年出版了第一辑四种医籍，分别是葛洪的《肘后备急方》、何梦瑶的《医碥》、潘名熊的《叶案括要》（附《评琴书屋医略》）和黎天祐的《伤寒论崇正编》，这些医籍均经过较全面的版本校对和文字校注，简体横排，以便于读者参考使用。

此次出版的第二辑，以"岭南伤寒"为主题。有关岭南伤寒，陈伯坛的《读过伤寒论》《读过金匮卷十九》和上一辑中黎天祐的《伤寒论崇正编》都是比较知名的著作，并已有校注本行世，故未纳入此辑。此次纳入的6种，都未经整理出版，包括何梦瑶的《伤寒论近言》、郭元峰的《伤寒论》（与《脉如》合集）、麦乃求的《伤寒法眼》、陈焕堂的《仲景归真》和何德藻的《拾慧集》。通过此辑的校注研究与出版，古代岭南伤寒学研究的全貌基本上已被较完整地呈现出来，可供读者在理论和临床上作进一步研究时参考。

郑洪

2023年8月

《仲景归真》简介

  《仲景归真》，又名《〈伤寒论〉归真》，为清代岭南伤寒学家陈焕堂所撰。陈焕堂，字福养，广东东莞人，生平不详，约生活在清嘉庆道光年间。陈氏尊崇仲景学说，谓仲景之书乃医门圣书，学者不读仲景则不可以称医。然而他发现时人在传承仲景学术过程中，存在观念认知的偏见，而且这种偏见有很大的弊端，这促使他撰写《仲景归真》。书中序言他提到："予生平笃信仲景之书，熟读精思，而有得心应手之处，且惩世之讹谬……"因此"指陈医界流弊，点醒伤寒信众，引归仲景学说于正途"是陈氏的目的，这决定了《仲景归真》的写作思路是一个扬弃、破立的模式。

  全书共分七卷，其内容分别为伤寒醒俗、伤寒觉误上、伤寒觉误下、伤寒引正上、伤寒引正下、伤寒问症知方歌诀、伤寒问方知证歌诀等。其中卷一至卷三为"醒俗""辨误"部分，即点醒世人对于仲景学术的误解，重点批驳、分析陶节庵及张景岳两位医家的伤寒见解；卷四至卷七为"引正"部分，分理论观点、六经证诀、问症知方、全方歌诀，其"取仲景之法荟萃成书，逐层辨辟，逐款指陈，点醒迷津，引归正道"。全书为陈氏研究伤寒论成果，其内容由博返约、由难转易，示人以方便入门，使《伤寒论》归于本真而利于初学者。

《仲景归真》校注说明

一、版本考察与版本间关系

《全国中医图书联合目录》中《仲景归真》是以《伤寒论归真》为名记载的，标明为（清）陈焕堂编。《全国中医图书联合目录》中所载的《仲景归真》的版本信息有3条：①清道光二十九年己酉（1849年）五云楼刻本，馆藏于中国中医研究院（中国中医科学院前身）图书馆；②清道光二十九年己酉（1849年）光华堂刻本，广西壮族自治区第二图书馆存有残本，广州中医药大学图书馆藏有全本；③清光绪三十三年丁未（1907年）四美堂刻本，藏于陕西省中医药研究院图书馆、上海中医药大学图书馆、广州中医药大学图书馆。

《全国中医图书联合目录》未见载的版本信息有：①台北市立图书馆馆藏台湾嘉义1963年版；②1976年培琳出版社出版，陈子琳手抄本；③"岭南中医药文库典籍系列"据广州中医药大学图书馆馆藏《仲景归真》清道光二十九年己酉光华堂刻本的影印本。

本次调研第一步是确定《仲景归真》的版本有6种，其中核心版本五云楼版、光华堂版和四美堂版在《全国中医图书联合目录》见载，并有相应的馆藏地。此次版本考察实地调研主要在北京中国中医科学院图书馆查阅五云楼版本以及在广州中医药大学图书馆查阅光华堂版、四美堂版。又借助旧书交易平台查询到另有此书的其他版本台湾嘉义版、陈子琳手抄版，均已购买纳入研究，另2009年广东科技出版社出版了《仲景归真》光华堂影印本，是最新版本。第二步确定了核心版本间的源流关系：五云楼版为最早的版本，光华堂版较五云楼版晚，但与五云楼版为同一雕版，四美堂版复刻自光华堂版；台湾嘉义版亦据五云楼版整理，而陈子琳手抄版又以台湾嘉义版为底本抄录；最新的广东科技出版社影印本，影印自光华堂版。

（一）版本考察

1. 五云楼刻本

《仲景归真》五云楼刻本馆藏于中国中医科学院图书馆，索书号为卯141849，书籍以《伤寒论归真》命名，七卷，分五册，封面印有"汤溪范氏栖芬室"字样，可见此善本为民国藏书家范行准先生栖芬室藏书，于1984年捐赠给中国中医研究院（中国中医科学院前身）的。

五云楼刻本保存品相良好，内容完整，字迹清楚，字体为仿宋体，行迹娟秀。书籍大小为16厘米×11厘米规格，分装五册，分别是第1～2卷为第1册、第3卷为第2册、第4卷和第5卷为第3册、第6卷为第4册、第7卷为第5册。内容包括内封页，印有"道光二十九年镌，仲景归真，粤东莞邑南溪陈焕堂纂辑，五云楼梓"字样，书前有蒋序及陈焕堂自序。正文部分每页分布9行，每行20字。全书内容完整，以双引号（" "）作为句读停顿。除正文外，在意蕴难明处用小一号字体写有旁注，在书的页眉处，偶见点评性读书笔记。此类注释及点评推断为入行坊王少渔所做，因为在正文第四卷第三篇《论仲景之伤寒补〈内经〉之未逮》最后混入一段王少渔署名的评论。

此版亦有几处明显错误，如在第四卷目录与正文之间乱入"五卷伤寒引正目录下，伤寒入门二十六诀"标题字样；第六卷第27页，"呕吐症诀"误刻为"呕吐痰诀"；第七卷第39页，"阳虚"误刻为"阳虐"；第七卷第43页，茯苓四逆汤歌诀最后一句"茯"误刻为"服"；第七卷第48页，"少阴"误刻为"少阳"；第七卷第51页，"猪苓汤"误刻为"猪苓渴"。

2. 光华堂刻本

此次实地调研的光华堂刻本馆藏于广州中医药大学图书馆，索书号为0466。封面印有"仲景归真"四字，书籍大小仍为16厘米×11厘米规格，分装为四册，分别是第1～3卷为第1册、第4～5卷为第2册、第6卷为第3册、第7卷为第4册。该版本保存品相较好，有两页存在虫蛀及破损，部分字迹不清或模糊。除分册不同外，此版本具体内容、句读分断、页面布局、旁注及上标位置均与五云楼版相同，连同第四卷目录与正文之间乱入的标题字样亦相同。不同的是五云楼版明显的错别字在光华堂版中得到改正。

3. 四美堂刻本

所见四美堂刻本馆藏于广州中医药大学图书馆，索书号为0466-1。封面空白，书籍大小为16厘米×11厘米，虽然亦分装为4册，但与光华堂本分卷不同，分别是第1～2卷为第1册、第3～4卷为第2册、第5～6卷为第3册、第7卷为第4册。四美堂本内容与光华堂本一致，但较光华堂本品相差，字迹欠清晰，虫蛀破损较多，有一处装订错误，在第二卷"伤寒觉误上"目录页前，乱入一页其他内容；另外内容上缺少第二卷第十一篇

《节庵之方不足为法》一文。同时，与光华堂本相较，出现较多字形相近但文意不通的错别字，如"舍"误为"合"、"症"误为"病"、"太"误为"大"、"入"误为"人"、"项"误为"顶"、"具"误为"其"、"宰"误为"幸"、"易"误为"曷"等。

4. 台湾嘉义版及陈子琳手抄版

台湾嘉义版购自旧书交易平台，据书后所附信息可知，此版发行者为刘家雄，由南北出版社于1963年出版。该版本将七卷4册合为1册，蓝色封面，扉页上写有"仲景归真，汉医圣长沙太守张仲景原著，清粤东莞邑南溪陈焕堂纂辑"字样。书本规格为19.5厘米×13.5厘米，油印本，竖排繁体版，每页14列，每列30字，共324页。该版本内容与前三个版本相比，在序言部分多出发行者刘家雄序言一则及张仲景《伤寒杂病论》原序一则。在正文部分，则对全书格式做了调整，如将《仲景归真》目录统纲全列改为全书目录页，把原先分散在各卷首的目录提前至此，且校订了目录与正文标题之间的差异，以正文内容为主录入书前目录页，同时标上页码。原书旁注用括号标出，以示与正文的区别。原页眉处的点评也于书中相关内容所在页眉处标注。字迹清晰，内容完整，是《仲景归真》的第一次现代整理。

《仲景归真》陈子琳手抄版亦出自台湾，发行人陈子琳，由培琳出版社于1976年出版。该版传抄的底本应当是台湾嘉义版，但并非全书抄录，如嘉义版书前有序四篇，陈抄版仅保留仲景原序一篇。同时该版在作者信息方面也存在错误，直接署名为医圣张仲景，而没出现陈焕堂名号。

（二）主要版本间的联系

1. 五云楼版和光华堂版

五云楼版与光华堂版均在内封页印有"道光二十九年镌"字样，提示两版书为同一年镌刻。根据古人习惯，刊刻序言一般在雕版完成后写就，蒋序后题时间亦为"道光己酉仲春"，推断书籍确为道光二十九年出版。但古代镌刻一部书籍，费资耗力，且五云楼与光华堂同为广东佛山书坊，陈焕堂亦非当时的医学大家，同一部书在同一年有两个雕版，可能性极小。仔细核对书中内容，我们发现两版高度相似，列举证据如下：①外观尺寸，两书规格均为16厘米×11厘米，内封页宽度9.2厘米，正文页边框宽度10.1厘米；②断版情况，正文页有外周边框，在五云楼版本上断裂情况较少，在仅有的几处缺失处，如第四卷第30页，右下角和第六卷第1页的下框线均有明显的缺损，在光华堂相同位置均出现形状相似的缺损；③错误情况相同，在第四卷目录与正文之间乱入一段标题，在第四卷第三篇中"吾"字重复，在第六卷第三篇中"少阳"误刻为"少明"，同卷第十五篇中"潮热"误刻为"湖热"，以及第十七篇中重复"当知"两字等；④书中句读、标注符号、旁注、页眉标注等的位置及间隔均一致。基于以上四点，我们推断此两版书为同一个雕版，且光华堂版较之五云楼版出版时间为晚。光华堂版做了局部修改，改动处有以下3种情况：①书坊落款由五云楼改为光华堂；②部分明显错别字的更正，如第六卷第27页"痰"改为"症"，第七卷第43页"服"改为"茯"，第七卷第48页"少阳"改为"少阴"，第七卷第51页"猪苓渴"改为"猪苓汤"，第七卷第39页"阳虐"改为"阳虚"

等；③增加了部分注释，如第七卷第41页，小青龙汤诀中在"欬""噎"两字的旁边，分别标有"盖""呃"两字。

虽无直接史料证明这两个书坊有业务往来，但我们在一部清代图书《王叔和图注难经脉诀》的扉页上发现有"五云楼藏版，光华堂发兑"字样，说明两个书坊早有合作，故而亦能理解光华堂取得五云楼版的可能。

2. 光华堂版与四美堂版的关系

四美堂雕版复刻时选用的底本为光华堂本，这是我们依据以下4点做出的推测：①光华堂版新增之注释在四美堂版中出现；②光华堂版中改正的错字在四美堂版中亦以正确形式出现；③光华堂版中的错误之处，在四美堂版中依然可见，如"《仲景归真》目录统纲全列"中"陶节庵"缺刻为"陶节"，第七卷第45页"趺阳"误刻为"跌阳"，第七卷第49页"腹中转矢气"误刻为"腹中转失气"；④与光华堂版相比，四美堂版出现了较多字形相近，但文意不通的错别字，如"人"误为"火"、"耶"误为"即"、"亦"误为"赤"、"术"误为"本"、"予"误为"子"、"本"误为"木"、"共"误为"其"、"太"误为"大"等。

3. 台湾嘉义版与五云楼版的关系

台湾嘉义版是改动较大的版本，但从细节上仍可以看出是以五云楼版为底本重新翻印的。依据是光华堂版新增之注释，如第七卷第41页，小青龙汤诀中在"欬""噎"两字的旁边，分别标有"盖""呃"两字，这部分在台湾嘉义版中未见。而五云楼版中的错误，包括字词及编排错误在此版中均被纠正。

二、版本选择

本次在整理的过程中，以广州中医药大学图书馆馆藏的清道光二十九年己酉（1849年）光华堂刻本为底本，以中国中医科学院图书馆馆藏的清道光二十九年己酉（1849年）五云楼刻本为主校本，以广州中医药大学图书馆馆藏的清光绪三十三年丁未（1907年）四美堂刻本为参校本，以2005年人民卫生出版社出版，钱超尘、郝万山整理的《伤寒论》作为他校本。

三、校注说明

本书的整理过程严格按照古籍整理原则进行，具体校注体例如下。

（1）本次点校整理参照中华中医药学会《中医古籍整理规范》标准（ZYYXH/T362~371—2012）实行。全书统一使用规范字横排，并以现代标点符号对原书进行标点。底本中表示方位的"右"统一改为"上"，不出校记。

（2）校勘采用对校、本校、他校和理校等方法。底本与校本互异，若显系底本有讹、脱、衍、倒者，予以改动，并出校记；底本与校本互异，二者文义均通者，原文不作改动，并出校记；底本与校本虽然一致，但按文义确有讹、脱、衍、倒者，予以改动，并出校记；疑有讹、脱、衍、倒者，原文不作改动，出校存疑。底本与校本虚词互异，无关宏旨者不改，不出校；如属于底本错讹，且影响文义，则校改并出校记。

（3）底本中的繁体字、古字、异体字、俗写字，统一参照《通用规范汉字表》，以规范字律齐，径改，不出注，如繁体字"癫"改为"痫"、异体字"痺"改为"痹"、古字"盃"改为"杯"等。底本中的通假字径改，于首见处出注说明。

（4）书中同一字多次校改者，在首见处出校记，余者不出校记。凡底本中字形属一般笔画之误的，径改，不出校记。

（5）底本中的小字夹注，仍以小一号字排版、标点。方药单独成段，中药剂量、炮制等附注以小字置于药名后。

（6）书中药名如为异体字、俗写字则统一改为规范字；如为异名（非用字原因），则不改，出注。

（7）书中古奥、费解、生僻以及某些歧义或异读的字词、方言词，出注说明其义，并做注音，注音采用汉语拼音加汉字直音形式。

（8）原书《仲景归真》第一卷存序及自序各一篇、总目、目录统纲全列，第二卷存觉误序，第四卷存引正序，第六卷存方证歌诀总方序，第七卷存方诀序等篇目。第三卷、第五卷原无标题，今据序及文中内容统一标题。第七卷症诀部分，有些标题古籍原文中无"诀"字，如"忌参辨""三总病四总方""蜜煎导法方"等，此次通过整理与校注，按照出版规范，同一层级同一内容的标题形式与表达尽量一致，故将标题补充完整。

（9）第七卷中"太阳经内方""阳明经内方""少阳经内方""太阴经内方""少阴经内方""厥阴经内方""合并病方""复病方""坏证方""痉病方""湿证方"为伤寒全方目录，与后文重复，今予删除，不出注。

（10）现据校定后正文重新编排，总目及目录统纲全列保留于第一卷前，正文标题据目录统纲全列及文中内容校定，不出注。

目

CONTENTS

录

目

录

CONTENTS

第一部分

《仲景归真》

正文校注

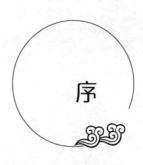

序

　　陈焕堂先生，吾莞名医也。积生平精诣，著《伤寒论归真》一书以问世，未付梓而殁，殁后遂失传。存知其书①之足以济世也，多方搜罗，始得之。而数十年中，劫于水者一，劫于火者一，劫于兵者一，虽不无散失错漏，屡为编次，全璧复完。向每恨其言之不传，今又幸其书之得传，且又惧其书之终失传也，爰付枣梨，广厥传焉。庶于世有裨乎？是则存之志，亦即先生之志也。

　　　　　　　　　　　　道光己酉②仲春，东莞蒋慎存③谨识

---

① 台湾嘉义版此处多出以下文字：诚如《伤寒论》原本释注，是为济世之秘书也。故于多方搜罗，始由一友人供获。

② 道光己酉年：公元1849年。

③ 蒋慎存：号俞轩，陈焕堂同乡，《仲景归真》核心参校者之一。

《仲景归真》自序

上古医书无伤寒者少，大率皆为有法而无方。独《内经》取其症候治法言之，而又未详明，止①以入府、未入府分表里，止以汗、下二法以为治。中智之士，犹难宗而用之，故有计日施治之悮②。及至后汉，始得仲景张公创著《伤寒》《金匮》等书，详列证候，方法并传，为世大用，诚医门之圣书也。

学者不读仲景，则不可以称医。近今之世，固无人敢非议仲景，且问人人推戴仲景，则人人宜熟习仲景之法，及见论治伤寒，制方用药，似乎人人皆忘却仲景，而又背叛仲景。然则人人之称仲景、习仲景者，诚不知仲景，而假冒乎宗仲景之名也。意其初必承讹袭谬，以为仲景麻、桂等方可以误人，虽粗读仲景之书，粗识伤寒方证治法，而无此胆量，无此识力，遂不敢全用仲景方子，其背而去之固宜。嗟乎！麻、桂等方，既不敢用，而伤寒太阳一经失其正法正方，留延传变，枉夭人命，何可胜数哉！

予生平笃信仲景之书，熟读精思，而有得心应手之处，且

---

① 止：为仅、只之意。

② 悮：此处底本字迹不清，五云楼版、四美堂版均为"悮"，同"误"。

惩世之讹谬，故取仲景之法荟萃成书，逐层辨闢①，逐款指陈，点醒迷津，引归正道。书分七卷，而统名之曰《仲景归真》。是皆从先师之真法、真方而来，不敢自作聪明，妄加异议，所以为真也，所以为归真也。且见得仲景方法，较之后世庸医大不相同，如舍此而他适者，非归真者也。即使口称仲景，轻心习仲景，托名宗仲景，皆非归真者也。唯真归乃不负仲景，说仲景则必要归真，知归真庶可以济人而利物也。读是书者，能得仲景之真诠，并鉴予之真意，是以为序。

东莞陈焕堂识

---

① 闢：同"辟"，"辨闢"意为分辨、甄别。

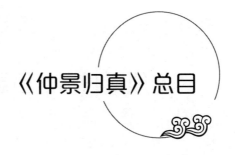

《仲景归真》总目

东莞陈焕堂福斋　纂辑

同邑王贤佐少渔①　批点

蒋慎存俞轩　参

王莲池生　较

---

① 王贤佐：字少渔，为陈焕堂同乡，批点《仲景归真》，原书中有其两处署名评语。

② 陶节庵：底本为"陶节菴"，径改。陶节庵为明代医家，精于伤寒，著有《伤寒六书》等。

③ 张景岳：明代医家，著有《景岳全书》《类经》等书，其学术思想对清代岭南医学影响深远。

《仲景归真》目录统纲全列

---

① 辨：底本为"辩"，古同"辨"，据文意径改为"辨"，下同。

---

① 底本缺庵字，据正文标题补入，下同。

① 腑：原文为"府"，据现代汉语规范径改，下同。

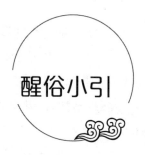

醒俗小引

有友人问予曰：吾亦知子之医术有年矣，何以子之同道者，莫不诋诽，谓子开口说仲景，开手用麻桂，不顾人之元气，子亦有说乎？

予曰：有，是所谓不登高山，不知平地耳。

友瞿然①惊讶曰：子诚圣医耶！

予曰：予非医圣，而实习医圣之书者也。世俗所尚者，节庵、景岳。予所宗者唯仲景。节庵、景岳之伤寒，予生平所鄙薄。则习节庵、景岳者之诋诽于予也亦宜。

友曰：子亦太夸，若辈岂总不读仲景之书乎？

予曰：虽读而不专功，无益也。况习节庵、景岳甚易，习仲景甚难。习之易者人多专奉之，习之难者人自厌弃之。又况仲景之方法更诬久矣，故人日闻仲景之诬而不敢用。然则真读仲景之书，知仲景之法者谁哉？

友曰：子何以见得仲景之是，而节庵、景岳之非也？

予曰：予初学医，即习节庵、景岳矣。因于伤寒一道，只②见其误，而未见其功。后承庭训，改习仲景，而大有所得。因彼取此，岂尝不分其是非哉？

---

① 瞿然：吃惊的样子。

② 只：此处底本字迹模糊，根据五云楼版、四美堂版订正为"只"。

友曰：此意子独知之，人谁肯信，尚有凭据释我之疑否？

予曰：当今朝廷颁行《医宗金鉴》①，教人②于伤寒一道，专功习仲景，尽足为据。

友曰：诚然，但仲景之麻桂青龙等方，凶险难用，其如之何？

予曰：仲景之受诬，世人之不幸也。若果凶险，朝廷岂肯颁行天下乎？是可见习仲景者，必遵仲景之方为是。而世之习新书用新方者，诚为非也。

友曰：吾今乃晓然于仲景为伤寒之圣书矣，但邪说横行，势将以黑为白，无怪子之受谤。子乃历历指出仲景之是，节庵、景岳之非，是醒世人之惑，譬如指破迷途，回登觉岸，子大有功于世矣。

予曰：不敢言功，特具悯世之心久矣，多年力不从心，今勉论数篇，聊以问世。孰是孰非，必有能辨之者。

---

① 《医宗金鉴》：公元1739年由吴谦等人编纂的一部大型官修医学教科书，被誉为"中医百科丛书"。

② 人：此处底本为"入"，文意不通，据五云楼版、四美堂版订正为"人"。

第一卷　伤寒醒俗目录

一、世人畏用仲景之方缘由

或曰：仲景张公之麻、桂、青龙、承气、附子等方，世人少敢遵用。岂近今来，即少此等所治之症乎？抑此等方不善乎？

予曰：先师因病制方，岂有不善之理。此等诸方，乃治表里阴阳不易之方也。今世岂无表里阴阳之证①耶？是故因近来医家，头痛治头、脚痛治脚，又少习仲景之书，不知表证宜发表，里证宜攻下，阴证宜温经，阳证宜清火，实在分不出阴阳表里来，故不敢用此等方耳。况且病家亦不敢轻服此等之药。因历来庸医多而明医少故也？而世人多以庸医反作明医者。以凡人常情，从多不从少。即如十人居坐，九人说是，而一人说非，人固信其九，而不信其一也。又谁人能分得明医与庸医哉！

或曰：此等之方，世人少用，起自何朝？

予曰：起自王叔和之时。因《伤寒论》内有说麻黄汤证

---

① 证：原文为"症"，据文意当为"证"，径改，下同。

误用桂枝者，则有虑其结胸。又桂枝汤证误用麻黄者，则有虑其亡阳。风寒两感，躁烦而有汗、脉微者误用青龙，则有筋抽肉瞤。然则不能辨风寒之辈，则麻、桂、青龙总少用矣。又有阴证似阳，阳证似阴，彼不能分辨阴阳，则附子、承气总少用矣。兼之叔和《伤寒例》内又说得伤寒传变凶险，反掌杀人。又有桂枝下咽，阳盛者毙，承气入胃，阴盛者亡。此等危言，世人岂敢再用桂枝、承气哉！而麻黄、青龙、附子等方，甚于桂枝更不敢用，亦可知矣。然则仲景之麻、桂、青龙、承气等方，人不敢用，自王叔和之时已然矣。

或曰：世谓南人并无真正伤寒，所患者，皆外感早暮之风寒，但宜参苏、败毒、九味、十神、小柴加减、景岳五柴等，足以治矣。无须麻、桂、青龙霸道之剂，其说然乎？

予曰：世人所设外感诸方，皆系夹杂之药，可治风寒夹杂之症者。麻、桂、青龙所治者，寒伤营、风伤卫，以营卫两伤而设。但谓南人无不夹杂症之伤寒可也，若谓南人并无正伤寒不可也。果系轻浅、外感风寒夹杂之症，但用外感诸方可矣。若果伤营伤卫的，与麻、桂、青龙所治之症吻合者，则当用麻、桂、青龙为是。但问汝见今人有患发热、恶寒、头痛、无汗之症乎？

曰：常有之。

曰：此即寒伤营，宜用麻黄汤之症矣。汝又见有发热、恶寒、头痛、有汗之症乎？

曰：多见之。

曰：是即风伤卫，宜用桂枝汤之症者矣。仲景论内，三百九十余条①，内中分晰②轻重。桂枝之症独多，麻黄之症尚少。轻症多，重症少。所立险症诸条，皆系诲人误治变症而设者。岂可擅谓南人竟无真正伤寒哉？初因庸医分不出伤营、伤卫，又被夹杂之症混乱，所谓无者，实由此也。予有辨南无《伤寒论》在后，再可核也。

或问曰：麻黄太发，桂枝太温，故人不敢用，而子好用之，何谓也？

予曰：但问每味多少而已。如麻黄一味用至二三两，自然太发。若止仅用二三钱，合一剂而不上两，吾尚虑其无济。如桂枝用三二两，自然太温，若止用三二钱，平淡无味，尚可谓之温乎？试问今之外感诸方，如羌防辛芷等味各用三二两，宁不谓之太发、太温乎？予有论九味羌活汤，发表温热，皆胜于麻黄、桂枝，列之于后，看之可也。

或问曰：今人即有正伤寒之症，而世人不用正伤寒之方，亦能治病，何也？

予曰：治病譬如用铁析薪③，有以斧破者，有以大刀破者，亦竟有以菜刀破者，均一破也。而刀之大小异，即可知药之轻重异矣，独至迟速则难以一例论。如析薪之或迟或速，似无大碍也。唯病之迟愈一日，则愈伤元气，而致变症，不可测也。世人但知畏药之能伤人，而不知延病之伤人实甚也。

或问曰：风寒外感夹杂之症，而麻、桂、青龙等方，亦能治之乎？

① 条：此处底本字迹不清，根据五云楼版、四美堂版订正为"条"。
② 分晰：分辨清楚之意。
③ 析薪：劈柴之意。

予曰：果能分得伤营、伤卫而兼夹杂之症，即将麻黄、桂枝、青龙等方加减夹杂之药，岂谓不可？

或问曰：世人敢用附子、四逆、吴萸、理中等方，而不敢用承气诸方何也？

予曰：寒热阴阳之症，理应相等。所用温热与攻下，亦应相等。但古云热症用热药，百不一死，寒症用寒药，百不一生。且妇人产后多宜温热，人人见用椒姜、吴萸温热之药无碍，故敢信用附子、干姜之热药也。且仲景叔和，止有论及承气误用伤人，从不说附子肉桂伤人故也。

或问曰：《医学入门》①所列麻、桂、青龙等方，每味止用一钱。《医宗必读》则谓伤寒书以陶节庵为正，竟不用仲景之麻桂青龙矣。此二书皆传世当道之书，然则人当从其每味一钱乎？抑用九味羌活，以代麻桂青龙乎？

予曰：无怪今之医道苟假，留病养痾，误人性命。诚有所由也。不思伤寒者，乃周身经络为寒所伤，拘急痛楚，又郁而为热，内煎筋骨，外蒸皮肉，甚至昏迷，一刻难忍。此何等证候，而用麻黄汤四味之方，每味一钱而能胜病乎？与其每味一钱之麻黄汤，无宁每味一钱之九味羌活矣！仲景立方，原议一剂治一病，每剂又分三服，中病则止。但不知每味一钱之麻黄汤，议用几剂，欲治几日耳。彼二子亦敢作书行世，其实不曾读过仲景之书，亦不曾用过麻桂等药。所谓尽信书不如无书，此之谓也。

或问曰：麻桂二方，可能通治杂证否？

---

① 《医学入门》：明代李梴编著，1575年刊行。

予曰：若仲景一方止治一症，亦成不得圣医之方矣。如麻黄汤加白术、茯苓可治湿肿，加茵陈、栀子可治湿黄，加紫菀、百部可治寒咳，加半夏、南星可治寒痰，加柴芍可治疟疾，加四苓可治水泻，加厚朴、枳实可治喘急，加黄芩、石膏①可治风热，如还魂汤、麻杏石甘汤、麻杏苡甘汤、越婢汤等。凡用麻黄以治杂症者，不可计数。至于桂枝汤，仲景加减，变得二三十方，通治百病。即使外感夹杂之症，即加夹杂症之药，无往不利。

予尝窃听药店之内，数医相聚，借相②谤予。有曰某人常常用着麻黄、桂枝，何以彼独见得伤寒之多乎？有曰焉知不是将牛作马乎？予不与他辨驳，但自叹曰，可见彼等以伤寒始用麻、桂矣！岂不辜负实甚。先师造方，疗人百病，效如甘露。彼等视若屠刀，可胜惜哉！

或曰：世人皆谓麻桂二方凶险，而子独谓合用③，是所谓离群别俗，毋怪俗人反视子为偏僻也。但子恃何聪明，而敢自信之若是？

予曰：予固试之既多，始敢出言也。汝但转问谤麻桂者，彼自试之有误乎？抑或见人误用乎？彼等以耳作眼，道听途说，人云亦云，同声互和，实未用过麻、桂者也。即使用过，亦不过仅用一钱数分，且不知施于何等证候，无怪其用之不当，而不敢用也。

---

① 石膏：原文为"石羔"，为石膏的别名，据药典径改。

② 相：此处底本与四美堂版均字迹模糊，据五云楼版订正为"相"。

③ 合用：东莞方言，为合适使用之意。

二、论王叔和立言流弊

先师之《伤寒论》，传至晋季，几至散亡。得太医王叔和收拾残缺，赖以复传。人人知其有功于医门矣，但叔和于编辑之际，私撰《伤寒序例》。其中改换《难经》成语两言之误，流弊至今。世人鲜得知者，吾试言之。

《难经》有曰阳盛阴虚，汗之即毙①；叔和则易之曰桂枝下咽，阳盛即亡。《难经》曰阴盛阳虚，下之者亡；叔和则易之曰承气入胃，阴盛则死。此等句语，若在明白之人，则知其变易字义，原非有过。若在庸腐之辈，以为桂枝既以凶暴如此，然则麻黄、青龙等药更猛于桂枝者，尚敢用耶？窃想麻、桂、青龙、承气等方，畏而少用，自②晋已然矣。后人妄想臆③度，有谓麻黄猛烈，用之当则一战成功，不当则反而招祸者；有谓古人壮实，今人弱小，不当得麻黄、承气之大下、大发者；又有谓麻桂青龙凶悍，不如九味羌活者。即使间有遵照古方，亦不过每味仅用一钱数分者，纷纭不一。不思麻、桂、承气等方，乃先师首创以治伤寒表里之正方，是遵《内经》汗下之旨者，岂有令人下咽可亡之险④乎？先师论内有曰汗下后而不愈者，又有曰大下后复发汗而不解者。况伤寒一症，只辨阴阳虚盛两途而已。其云大下，是用承气；其云发汗，是用麻、

① 毙：原文为"弊"，据《难经·五十八难》："阳虚阴盛，汗出而愈，下之即死。阳盛阴虚，汗出而死，下之而愈。"此处"汗出而死"，故当为"毙"。

② 自：此处底本字迹模糊，根据五云楼版订正为"自"。

③ 臆：通"臆"，为臆想之意。

④ 险：此处底本字迹模糊，根据五云楼版、四美堂版订正为"险"。

桂可知。如用承气于大下之初，是为阳盛乎则当愈，是为阴盛乎亦当死，何以不愈不死而病不解乎？论内凡说汗、下混治之条，不可胜数。然则桂枝、承气颠倒混用，仍有补救之方，未闻下咽即毙、入胃可亡也。总之，庸浅者多以讹传讹，虽有明哲之士，习俗不觉，亦常常引为口实。遂至节庵、景岳等辈，公然改方变法，以致伤寒正法，湮没而不行者，谓非叔和之过欤。

三、伤寒必须麻黄汤论

夫人当于冬令，外寒内热，皮肤闭密，虽遇严寒极冻①，亦原不易伤。唯质弱者，腠理乍疏，寒邪倘能犯入②，亦不易出。因寒邪属阴，初入之际，必为内间之阳气阻隔，不能擅入，不过寄于肌肉之间。欲入不得，欲出亦不能，势必郁而为热。善治者，乘其初入肌肤之表，猛用发表之剂，一发汗而寒邪尽除，不待其再郁而愈热。设再郁愈热，则必传经。苟若传经，传至三阴，热气相搏，诚难拘③逐。故仲景立麻黄汤，用桂枝以助表之阳，以逐寒邪也。用麻黄以逐腠理之汗，且驱肺家之寒气也。用杏仁是降肺气，而气喘可除。用炙甘草以安中州，又可缓麻桂之猛烈。此为慎重周密之师，而决必胜之策者矣。若据节庵改用九味羌活，轻少之剂，寒热杂用，是为掣肘之兵，断难成功。倘不成功，则寒邪乘之而入，反致传经莫测矣。世

---

① 极冻：此处底本字迹不清，根据五云楼版、四美堂版订正为"冻"。"极冻"为东莞方言，意为极其寒冷。

② 入：此处底本字迹不清，根据五云楼版、四美堂版订正为"入"。

③ 拘：疑为"驱"之误，形近之讹。

有谓麻黄悍勇，用之当则一战成功，不当则反而招祸。故人不敢信用，常遵节庵，以九味羌活，或小柴、参苏、败毒小小之剂，以为平稳，一唱百和，举世莫省。夫仲景立麻黄汤，犹兵家之用强弓毒矢。原为强贼而施，非许其残害①百姓也。如势不两立，应用不用，又岂不大误？且用麻黄汤者，原欲取其悍勇，以开闭密之肌肤，非此则不能胜任。然亦必应用始用也。倘应用而又不用，能不误人乎？奈世人知用麻黄之或有误，而不知不用麻黄必误也。比之兵家畏用毒矢，虑其伤人，而不知不用毒矢，强贼不退，而更伤人乎？吾故谓冬月伤寒，用麻黄致误者少，不用麻黄致误者多。然则冬月伤寒，不用麻黄不可得也。凡用麻黄，要三钱以外，始克有济。若用一钱数分，虽用亦犹未用，比之百兵而捡②千贼耳。

昔王肯堂③曰：发表而用麻黄汤，此方为元气不虚者设也。如挟④时气者，宜十神汤；挟暑湿者，宜正气汤；挟寒者，宜五积散；挟热者，宜通圣散；挟食者，宜养胃汤；挟痰者，宜参苏散。本朝《金鉴》辨之曰：按肯堂之议，诚当矣。然必症兼表里，邪因错杂，似伤寒而非伤寒者，乃可于诸方中，斟酌选用。若脉证与麻黄、桂枝吻合，自当遵仲景之法治之。即元气素虚，或平素有热，不宜麻桂者。亦必如刘完素张洁古法，缓缓消息治之，庶不误人。予又观吴绶⑤书有曰：凡伤寒，寒邪在

---

① 害：此处底本字迹不清，根据五云楼版、四美堂版订正为"害"。
② 捡：音［qín］，古同"擒"。
③ 王肯堂：明代官吏兼医学家，著《证治准绳》等书。
④ 挟：古同"夹"。
⑤ 吴绶：明代名医，著有《伤寒蕴要全书》传世，"凡伤寒，寒邪在表，必须麻黄，辛苦之药，开发乃可"，此话确为吴绶所说。

表，必须麻黄，辛苦之药，开发乃可。唯夏月炎暑之时，虽有是证，宜加凉药，如防风通圣散、三黄、石膏之类是也。吾想数子既以信用麻黄，究竟习俗，仍不敢全用，犹①用近日之方，到底不曾尽谙仲景之方。仲景之方岂无为挟热而设者哉？如越婢汤、麻黄加石膏汤、阳旦汤、麻桂合白虎，皆系凉散之方也，何必要通圣散、三黄、石膏乎？②

四、辨南省无伤寒说

世有谓南方并无真正伤寒，所患者，皆早暮之风寒外感耳。初无其说，稽其故，实自王肯堂之言倡之。夫人之经脉百骸、筋骨皮肉莫不相同，及其患病应无异也。且伤寒者，为人伤于风寒之病耳，非怪异之病也。

《内经》曰：君子固密，虽有大风苛毒，勿之能伤。又曰：虚邪不能独伤人，必因身形之虚，而后客之也。是则血气平和，营卫固守者，断无其病。所病伤寒者，必其人先虚，皮肤疏缓，风寒始能伤之。南方之人，何术而皆得精神完固，独无伤寒哉？若以南北土地厚薄而分人之强弱，则北方厚而强，南方簿③而弱。弱者病应多，南方伤寒应多也。若以南北之寒温分人之脏腑寒热，则北人之脏应寒，南人之脏应热。又以伤寒之属寒属热较论，倘属寒，则北人应多。果若属热，则南人应多也。《内经》曰：人之伤于寒，而为热病。是则伤寒属热，

---

① 犹：此处底本字迹模糊，根据五云楼版、四美堂版订正为"犹"。
② 此段观点参考《医宗金鉴》辨太阳病脉证并治中篇"麻黄汤方"。
③ 簿：疑为"薄"之误。

南人应多无疑，何故反谓南方独无哉？

或曰：北方风高，固有伤寒。南方地暖①，故无之欤。

予曰：南方岂总无寒，常见隆冬有如板之水，人亦当有伤寒也。但谓北方寒多则病多，南方寒少则病少，犹可言也。若谓北有寒则有伤寒，南无寒则无伤寒，不可言也。设谓南方地热则病热，北方地寒则病寒。然则南方不卖桂、附，北方不卖芩、连耶？究竟不得其解。

五、论南方无伤寒原委

今人动谓南方无伤寒者，实因平庸之医不识三阳证候，而以外感两字混之故也。庸医不学无术，目不见仲景之书，口不解仲景之义，亦公然自命为医。想其初有见仲景论内，桂枝证则禁用麻黄，麻黄证则禁用桂枝，稍有差讹，则致结胸亡阳之祸。谆谆伸戒，彼等早视麻黄、桂枝畏若砒鸩。及闻陶节庵以九味羌活一方统代麻桂之说，比之喜得赦书，莫不恃此而应酬藏拙②之具矣。又有倡言南人脏热，即有麻桂证候，亦不宜用麻桂之方。庸昧者，即又喜得以藏其拙。不曰我实畏用麻桂，反曰南人不宜麻桂；不曰我不能辨认麻桂证候，反曰南方并无麻桂证候；不曰我实不识伤寒，反曰南方无得伤寒；不曰我实不能读《伤寒论》，反曰南方之人既无伤寒，则伤寒书又何须再读。千医万医，如出一口。千人万人，以为诚然。习俗相沿，牢不可破矣。其说无伤寒者，亦又有因谓无麻黄、桂枝二证

---

① 暖：原文为"煖"，同"暖"，径改。
② 应酬藏拙：指有意在社交中表现谦逊，但此处意指掩饰。

也。夫以愚生平，外面所见麻桂之证者实少，阳明少阳之证则多。所谓麻黄桂枝两样证候之少，非真少也，由医者不得而见之也。何也？凡人之病伤寒，初起之日，即系麻桂之证。若非素日重医之家，其视发热、头痛、恶寒以为轻浅之病，皆以外感为名，不以为意。三五日外，始筹医治，医至之日，已无太阳麻桂之证。或传于少阳阳明，或入于三阴。何得有见麻黄、桂枝之证哉？嗟乎！其说南方无伤寒者，一由于庸医，次由世俗轻医，且伤寒、中风多有夹杂，亦未得全照麻桂青龙证候。吾故尝曰：但谓南方无净伤寒可也，若谓南方竟无正伤寒不可也！夫亦可知俗论之非矣。

六、辨伤寒非险症论

自陶节庵谓伤寒之病，死生反掌。仲景之方，凶险难用。用而效者，止得一二。用而误者，常至八九。于是世人必以伤寒为至险之病矣。以故谓仲景之方不足恃，仲景之书不足习。病伤寒者，不自知为伤寒，医亦不识为伤寒。虽间有识为伤寒者，亦未有精医伤寒者。是以死者，则委于伤寒之死，而不怨医者。亦委于伤寒之证而莫医。嗟嗟！此总由节庵盛夸九味羌活之方，可能通治伤寒之说。人故少习仲景，因而少能精治伤寒，流弊诚无穷也。况节庵既谓伤寒之险，亦不言明何以为险之由。人固不知险之所在，互相传述，甚不解也。夫伤寒者，亦由于风寒之所伤而病耳，岂无轻重顺逆之分？仲景论内，分晰①三层，有伤于风，曰中风者；有伤于寒，曰伤寒者；有三阴寒证者。内中所论，顺证、浅证者多，而险证、逆证者无几，其余多系仲景设为误治致险之文。试问三百九十余证，有谓反掌死者几条哉？且问节庵谓伤寒生死反掌之险，谓伤寒乎？谓中风乎？谓传经之伤寒？谓不传经之伤寒乎？谓三阴险乎？谓三阳险乎？谓初病而险，抑或久病而险乎？总不说明。原节庵之意，独为冬月传经之伤寒而险者也，彼独不思夏月不传经之伤寒更险乎？夫传经者，初由太阳而来，其证发热恶寒、头痛项强，其证甚浅。一用发表之药，其病立愈。故《经》曰：未满三日，不入于腑者，可汗而已。何曾云险也？即使昧者误治，仲景尽预补救之方，未可据云险也。即使失时不治，延至传经，亦可按经考症而治。应汗、应下、应清，种种有法，仍有日数可按，如仲景论曰：伤寒八九日，头痛发热，脉浮紧而恶寒者，麻黄汤主之。为日虽久，未可据云险也。何不念不传经之伤寒，直入三阴，难延时日。此为真险耶！吾推其意，不过谓应汗而误下，应温而误攻，所谓误治而险耳！何不教人熟读仲景，认证立方，审症用药。险者可以治为顺，重者可以治为轻。何故据出危言，且谓仲景《伤寒论》非为全书，又谓王叔和混编方证为害后人。是使学者废习仲景之正法，而专执节庵所设三十七方，是为执方寻证，胸无格式，医学日卑，误人更大。吾故谓节庵失言，遗祸不浅，世少觉悟，可胜惜哉！

---

① 分晰：为分辨清楚之意。

七、拟两伤寒论

或曰：伤寒二字，是为人因风寒而伤言之也。如世所谓，曰阴寒，曰阴证，曰直中，曰阴暑，诸等名目，莫不因寒所伤，何以不可名为伤寒乎？

予曰：伤寒二字，《内经》既以作为病名，但《内经》所谓伤寒者，始而寒，终而热，乃属阳证。诸等阴寒之症，皆为阴证。昔人不以此等阴证为伤寒者，原欲人知伤寒为热证故也。

或曰：节庵谓隆冬寒盛，始有正伤寒，始可用辛温之药发表。三时温热，并非真正伤寒。发表之药改用辛凉之说。细思其言，竟谓冬月寒，始病伤寒。三时热，其病则热。如此立说，人必以伤寒为寒病矣，又必谓三时无寒病矣。

予曰：噫嘻！此节庵固执《内经》之误也。《经》有曰：冬月感寒，春必病温，夏必病暑。彼故有曰春温、夏暑、秋热，三时全是热证之意。至于伤寒固然生于冬月，即如一切直中寒症，止唯出于冬时。其余三时皆热，故无寒症。此节庵不知阳长阴消，以为所有阳证，止唯出于三时。吾故论明冬春多病热，夏秋多病寒矣。而今再将伤寒分之为二，一曰传经伤寒，则属热；一曰不传经伤寒，则属寒，不拘四季。凡遇阴症、直中、中寒、阴暑诸等阴证，皆名之曰不传经伤寒可也。夫传经者，是由三阳而来，初必发热。不传经者，不由阳经而来，则不发热。即以初发热者为传经，初不发热者为不传经亦可也。既可不悖《内经》之旨，又不失诸证之病情。况且名目愈多，学者反滋眩惑。今止以不传经三字以别之，可使学者明白易晓，免其将寒认热，以热作寒矣。

八、用药多少有关利害论

世人以用药多者为大胆，用药少者为小心。吾谓用药多者，益于病家，而不利于医者也。用药少者，利于医者，而有损于病家。夫敢用多药者，多系真知卓识之辈，效与不效，立时共见。况一剂见效，且可省费而省事，又省捱①痛楚矣。一剂见误，可早易医，为病未久，元气未坏，犹易挽回。此所谓益于病家也。但用多药，一剂而愈，病者必谓其病原轻，将不见医者之功。一剂而误，众人属②目，难辞其咎，此所谓不利于医者矣。

若夫用药常少者，必系初手庸昧之流。欲用多而不敢多，恐致误也。谓少少试用，虽效不大，犹可继功。误苟不大，犹可补救，犹可抵饰。且医久而愈反见其功之大，故谓利于医家者也。但用药少者，初不见其误，乃相延日久，始见其误。见其误，则证候既深，元气既坏。虽易名医而难挽，费事失时，多捱痛楚，皆由用药少者之故。故谓其有损于病家也。且犹进言，用药多者，其心常慈，救急之心切。止顾救人之药，如用救兵，贵乎神速，而不顾一己利害。用药少者，虽非忍心③，然亦难逃忍心之名。何则尔先顾己之名声，又图己之功利，慢治缓医，反得小心谨慎之名，而不念及病之危痛，非忍心而何？用重剂者，所以胜于轻剂也。其奈习俗相沿，而不察何也。

---

① 捱：音［ái］，同"挨"，粤语方言，常有"捱世界"的说法，捱即煎熬、承受之意。

② 属：为"嘱"之古字。

③ 忍心：粤语方言，为狠心之意。

九、药重辨

世以仲景之剂，分两过重，不合世用。云者亦皆未之思也。夫古人称小，古之一两，止得六钱而已。且古人一剂分作三服，今人一剂一服，是以古人一两，今但用二钱为合式①。然则古人每味三两折之，实系六钱，每方四味，合共止得二两余药而已。不思今人所用，败毒、防风通圣、大羌活、五积等方，内用十余二十味之多。即虽每味钱余二钱②，合计一剂，宁无二三两乎？以味计算，则谓古人药重，以剂计算，则谓今人药重。

又如古方之药，麻黄、桂枝、大黄、附子等药，每味名虽三两，实系六钱。古人原议一剂半剂即愈一症，所用君药，止六钱。不思今人治病，必须数剂，所计君药，宁不至六钱乎？比之麻黄汤，原开三两，今计六钱，固讶其多。其间制之以六钱之桂枝，缓之以六钱之甘草，合三四味而计，不过二两。以发表猛烈之药，剂中不过二两，其实非多。今人知计其碎数③之多，而不知计其整数之少故也。又如桂枝汤，桂枝平淡微甘，不辛不热，虽用六钱，莫虑其多。有微酸之芍药，大甘之甘草、大枣，亦有各六钱以配之。若不有六钱之生姜，吾犹谓其方无力以驱风邪，尚可谓其方之重耶？至于白虎之石膏，内开一斛，可谓其重。以今④计折，止系三两，不思无气无味，生

---

① 合式：粤语方言，为合适之意。
② 钱余二钱：粤语方言表达方式，即一钱多至两钱之意。
③ 碎数：粤语方言，意指零碎之数。
④ 今：此处底本模糊，根据五云楼版、四美堂版订正为"今"。

用之物，甚①属平常。请计三两石膏之寒，犹不及一钱黄连之寒也。总之千年以来，少用仲景之方，并不考究，互相传述，人云云，我亦云云而已。何不将仲景论内，一百二十方，再细核查。内如五苓散、四逆散、理中元②、苦酒汤，皆系平和而非猛烈之药。何以止用一钱匕、一刀圭、一弹丸、一鸡子，如此其少。

仲景设方，应多应少，视症而施。宁有创始造法之圣，皆以一寸之钥，而造一尺之匙，断无其理。吾见世医，所用麻黄桂枝石膏谨用一钱数分，以治伤寒热病。由之一尺之钥，而用一寸之匙，宁不误事？吾欲后学，务先读过仲景之书，始可随声附和，评品千古也。吾故曰即谓仲景之方过重，何不减轻？何故谓其重而并弃其方？弃仲景之方，是弃仲景之法也。弃仲景之方法，犹敢冒称能治伤寒哉？

十、论古今药方轻重缘由

吾尝问于客曰：子知古方用药，每味三四两，今人每味一钱数分，何以轻重相悬如此乎？

客曰：吾知古时斗称大小，每两比今仅得六钱，且又每剂分作三服，今人一剂一服，是为一两，实得六钱故也。

予曰：麻、桂二方，每味原用三两，今人每味宜用六钱矣，何以不见用至六钱者？

---

① 甚：此处底本字迹模糊，根据五云楼版、四美堂版订正为"甚"。

② 元：底本、五云楼版、四美堂版均为"元"，是"丸"之意，为粤语表达。

客曰：古人壮大，今人弱小，故宜用少。

予曰：古人大逾今人三倍，每味宜用二钱，大逾两倍，宜用四钱。古人未必大逾今人两倍者，何以未见麻桂之辈用至四钱者乎？而且古方，亦有用一弹丸、一刀圭、一钱匕为一服者。若以三两折半除之，尚存几许药乎？

客曰：实不解也。

予曰：吾试言之，凡外感之药宜多，内伤之药宜少。因近世有精治内伤者，其所遗方，亦皆轻少，世人效之。由此而少固也。犹有说也。古人见真识定，用药如用箭，不虚发其箭，所以不虚设其药。今人识力不透，用药如张罗，多设其网，所以多设其药。故味数既多，两数尚敢多耶？吾尝谓今人所用之药少者，一由习效内伤小方而来；二由无识胆怯，可恃藏拙抵饰地步。总之利于医者，实实不利于病家，其如世人不省何。

或曰：何以内伤之方，味数宜多，两数宜少。外感之方，味数宜少，两数宜多？

曰：因内伤之病，病非一脏，用药之味数宜多。内伤之治，调养为主，故用药宜少宜缓。外感之病，病止一经，用药味数宜少。外感之治，驱逐为主，故用药宜多宜速。

或曰：近世习效小方少药，其有据乎？

予曰：陶节庵所设三十七方，其中升麻发表汤，即系仲景麻黄汤，麻、桂、杏、甘四味之外，另加羌、防、芷、芎①、升麻五味之药，凑成九味。又有散邪实表汤，即仲景桂枝汤。原方桂、芍、甘草、姜、枣五味，另加羌、防、芷、术四味，

---

① 芎：原文为"弓"，当为"芎"之误，径改。

凑成九味。夫节庵既谤仲景麻桂二方险而难用矣，何以原方之外，又加四五味同类之药乎？原节庵习惯小方，每味常以一钱数分为率。故见仲景麻、桂之方，每味系用三二两，所以谓其药重而险也。若止用原方四味，每味仅用一钱数分，合计一剂，不上三四钱，不成药剂模样。又虑药剂太轻而不验，故谓难用。是以不得已加多味数以凑之，故宁可十味为一两，断不敢用一味为一两也。请思麻黄、桂枝原是太阳之药，用以医治太阳足矣，何必再加羌防太阳之药以帮之？吾故谓节庵手假小，宁可药味多而不敢分两重。

或曰：今人用方如张网，亦有据乎？

予曰：近世所遗外感之方，总不同仲景之法则也。仲景之方，于太阳之证，独用太阳之药。各经之证，始用各经之药，断无混用。今人外感之方，一经之证，必开数经之药。独经之证，亦作合病之方，大概皆然。吾故谓之张罗。

或曰：能指其方乎？

予曰：如败毒散，羌活太阳也，柴胡少阳也，川芎阳明也，此为合病方也。如九味羌活汤，羌活、防风太阳药也，川芎、白芷阳明药也，生地、细辛少阴药也，此亦为合病方也。如此等方，不可胜数。然犹未曾指明专经之方，原可通治。若节庵所立柴葛解肌汤，亦既声明系代葛根汤阳明专经之方矣，何以又用太阳之羌活，少阳之柴胡，况此方竟系小柴之意，少阳之药居多，而指为阳明得乎？此亦合病之方也。彼辈造方，竟失仲景之例。凡系太阳，止用太阳，不肯混用别经之药，恐其引过别经之意也。且太阳病未到①阳明则不用葛根，未入少阳，则不用柴胡。清清楚楚，问经用药也，故为圣方圣法。近日之方，不必分证问经，但以一网而盖其三经。吾故谓便于庸医，但不利于病者矣。

十一、内伤用药宜少外感用药宜多论

夫内伤外感，虚实不同。治之方法，轻重当异也。夫内伤虚羸，专意在调养，用药宜少宜缓，但求其平复，如灌枯树，慢慢滋润，始可望其敷荣。若培补太骤，反速其死而已。外感风寒，专意在逐邪，用药宜多宜速，务使风邪外出。如征巨盗，早除一日，早安一日之良民。若或缓之，则停贼计生，滋蔓难除也。如补中益气汤，每味一钱数分，煎汤一盏，一日一服。此乃调养之剂，本应少也。如麻黄汤，每味三两二两，煎汤三升，一日三服。此乃驱逐之剂，本应重也。方之轻重不同，因病之虚实迥异故也。近世参苏、九味等，乃祛逐之方。每味亦一钱数分，是以治内伤之分两而治外感，亦不察之甚也。譬如一人内伤，应用人参一两，分作十日而服，是为良法，其病可愈。若作一剂而服，恐虚不受补，徒弃其参，无益而有损也。又如一人外感，应用桂枝一两。若作一日而服，此为合法，其病可愈。若分作十日而服，徒延时日，亦无益而有大损也。治内伤者，药物不继，迟愈数日，不大关系。治外感者，药物不及，迟愈数日，传遍莫测矣。故治外感用药过度，

① 未到：此处底本字迹不清，根据五云楼版、四美堂版订正为"未到"。

汗下过多，不过虚人元气，犹易于补救。倘用药不及，失汗失下，留其病邪，危殆莫①挽。奈何近世，知以轻剂治内伤为合矣，又以轻剂治外感，亦合耶？习俗相沿，贤者不免，此之谓软。

或曰：用重剂治外感，独仲景一人之见也。用轻剂治外感，千年于兹矣。千年以来，良医非少，岂皆不察其误耶？此中孰是孰非，未可定也。

予曰：吾亦疑之久矣，但思千年以来之良医，凡治伤寒，有一能追踪仲景者。吾亦不敢信仲景，而将信众人。其如众人皆浊，仲景独清何？

十二、用药大剂事述

凡百病用药需多者，莫如风、寒、热三者为甚。请看本土人治法，如产妇一月之内，常服生姜数十斤，稍觉寒风，则用吴萸三二两为一服。又房色感风者，用苏木、吴萸、白鸽屎之类，每味三二两，始得见效。可见仲景之桂枝汤、吴萸汤，不为大也。又如我曾治一阴寒之证，用干姜一二两、吴萸二两、附子三钱、白术二两，一日一夜，服二三剂。可见仲景四逆附子之分两，亦合用也。又治一阳明燥结之证，初服大黄五钱不下，又服一两亦不下，次日再以一两始下，可见仲景之承气不为多矣。又予曾治杨梅疮方，用土茯一斤、羊屎十两，另外苦寒之物，凑成四斤，共作一剂，分三次服，此方重于仲景之方

---

① 莫：此处底本字迹不清，根据五云楼版、四美堂版订正为"莫"。

多矣。又治一妇人心痛，每发必须吴萸七八两，生姜三二斤，苏合丸十余个，作一日服。又治脚痛症，每日用茅根十斤，煎汤二碗服，服则痛减，竟至一千余斤始愈。又治一人脚痛，用过生地八十斤。一疔疮症，用过土茯二百余斤。吾又至一①乡村，见乡人用榕树皮半斤，柚皮两个，草药一二斤，切碎用锅煮水三四碗，作一日服毕②，以治外感皆愈。又见莞城蔡庆初先生治痘症，用过大黄、川连各十两，另大寒之药百余两，作三十余剂，此治一人之症者。后予随游，欲学其术，见其治愈数十症，皆用此重药。可见一尺之锁，以八寸之匙，尚不能开也。若以一二寸，不必言矣。以上各症，能受如许之药者，皆风、寒、火三者之病也。世俗止知仲景之方剂数大，不知仲景之治伤寒者，乃风、寒、火三者之症也。治风、寒、火三者之方，药不多剂不大，其得效乎？吾故列上各症，用药多者，以见大剂之有大效也。

---

① 一：此处底本字迹不清，五云楼版字迹缺失，根据四美堂版订正为"一"。

② 毕：此处底本字迹不清，根据五云楼版、四美堂版订正为"毕"。

第二卷　伤寒觉误上

◎觉误序

觉误序，是欲醒觉后觉，无为前人所误云尔。初因前朝《伤寒六书》①盛传于世，称为仲景功臣，用为伤寒正书，宜乎医家人人学习。近今又有景岳补正除邪，甘温除热，半补半散，以及纯补等法。又为伤寒格言，是以凡治伤寒，不曰节庵，则曰景岳。数百年于兹，天下之广，无人而不如此。或不如此，习用仲景者，则众口交讦，视为谬妄。虽有朝廷颁发《医宗金鉴》，示人尊习仲景，而人亦少习。是以仲景之方法，医家固不敢用，病家亦不敢从。故用节庵、景岳之新法新方，以为稳当。虽使轻病变重，重病变死，只有委之于命。或有明眼在旁，明指众医之失，而主人不信，止有翻然远引，袖手旁观。设欲挺身独任，而疑信相参，或有掣其肘而②不尽法，或服药不肯尽剂，方不能成功。欲待众技施毕，必至危殆莫

---

① 《伤寒六书》：明代陶节庵所撰，又名《陶氏伤寒全书》，六卷，伤寒著作。

② 而：此处底本字迹不清，根据五云楼版、四美堂版订正为"而"。

挽。有时心慈不忍释手，欲图万一之侥幸，遂招无底之讥讽①。彼病者受庸医之害，亦恬不为怪。谁复觉众医之失，出于医书之不善哉。今予将陶张二子之书，有误人之说者辨论于后，呈教高明，并愿天下后世无受此二子之误可也。

一、论节庵伤寒六书

自王叔和作《伤寒序例》以来，内有"桂枝下咽，阳盛者亡"等句。后人已自畏用麻黄、桂枝、青龙、承气等方矣。然千余年来，尚未有敢轻议麻、桂、青龙为凶险杀人者。及至明季节庵出，公然诽谤，公然易方，改麻、桂而用羌、防，改发表而为和解。于是世人乐从，同声互和，遂致有称节庵为仲景功臣者，有称伤寒之书以节庵六书为正者。今之医或有不识仲景，断无不识节庵者矣。节庵六书，果系济世之书欤，则彼节庵也功愈②仲景，业继轩岐③。倘其书不能济世，反以贻误后学，计自明季至今，流毒之祸，又何可胜数哉？但思名不虚传，谅有超群特达之识，始作书以传后世。

愚用心细读，先看其用六字为名，意必将伤寒六经立论，岂知止以个异样名目，如《捷江网》《一称金》《杀车椎》《锁言》等④，分为六卷。内中议论，重复雷同，大约居半，且多不切题。竟有一题三破，正如老人说事，记一项数一项，随

---

① 讥讽：原文为"讥锋"，为音近之误，据文意改为"讥讽"。

② 愈：此处底本字迹不清，根据五云楼版、四美堂版订正为"愈"。

③ 轩岐：黄帝轩辕氏与其臣岐伯的并称。他们被视作中国医药的始祖。

④ 陶节庵著作《伤寒六书》，包括《伤寒琐言》《伤寒家秘的本》《伤寒杀车槌法》《伤寒一提金》《伤寒证脉截江网》《伤寒明理续论》等六书。

数随夸。止从自己巧妙为题，致嘱子孙不可传人之语，絮絮不休，竟非名家注作之言。实似一卖巧矜奇之语，并无层次引导后学而归正传，止教后学执①方废法而已，即此已非可传之文矣。夫谓伤寒之书，首重六经，最当详晰，可使学者核辨表里阴阳为务也。何期各卷所论六经，止于三阳之内。约略而言，至于三阴各经，则缺略而又无当。如云太阴证内，止言腹痛咽干而渴，少阴止云口燥咽干，厥阴止云舌卷囊缩。凡论三阴数次，皆系止此数言。若果三阴之证，止此数言，虽使童子可学，何必又出危言，而谓伤寒难学，死生反掌乎？且腹满咽干而渴，本系少阴之证，无端混入太阴。倘舌卷囊缩，以居死症之列，尚自以为厥阴题目耶？吾故谓其缺略而又无当矣，如此立言，止可骗②过未读仲景之书者。苟读过仲景，则指摘不胜。即如六经论治，太阳一经，不拘伤寒中风，均以九味羌活，阳明一经专用葛根，少阳一经独用小柴。凡系三阴传经者，专以大承气。直中者，专以四逆汤。节庵教人凡治伤寒六经之症，说来说去，止系用此五方而止。并不声明传经阴证，当有轻重之分，即直中三阴，应有分经之辨。以此教学者，适足以误③后学。谁谓此为可传之书哉。

又如书名伤寒，本应编列仲景原方。使学者执证考方，执方考证，始为真正法门。节庵固不载仲景原方，且增入自己三十七方，谓补伤寒治法。且问仲景原方，节庵谓果不能治伤寒欤？抑谓原方不足用欤？若果合用、足用，节庵又复增加

---

① 执：此处底本字迹不清，根据五云楼版、四美堂版订正为"执"。

② 骗：此处底本字迹模糊，根据五云楼版、四美堂版订正为"骗"。

③ 误：此处底本字迹模糊，根据五云楼版、四美堂版订正为"误"。

之、改窜之，正是卖弄乖巧。恐由此而失古圣之法门矣！至于麻、桂、青龙三证，同是太阳一经之病。本有疑似，节庵自当教诲学者，逐证辨明。即不能辨，当曰麻、桂、青龙三证险而难辨可也，不当曰麻、桂、青龙三方险而难用也。遂使学者，不用麻、桂、青龙三方，而改用九味羌活一方。统而代之，又谓此方能治温治暑，通治四时风寒，化凶险而为神奇等语。是教学者不须辨证，但执一方而可横行天下矣。吾故谓节庵之言，节庵之书，果不应传世也。即如所论杂症，卷卷雷同，略引仲景原文，窃为己言，妄用己方。遂使愚昧者，以为仲景之言即系①节庵之言，节庵之方即系仲景之方。视节庵即如仲景，视仲景仅如节庵。

且千古以来，无人敢谤仲景、诋叔和为误世害民，今见节庵公然诋谤，敢夸己方为绝妙神奇，议仲景之方为凶险难②用，无怪昧者信其言而传其书矣！但思昧者传，而不昧者，不应习也。细考节庵，乃明季正统间人，当其时犹未甚传。后至万历壬子，有太医院学生李存济者，为之翻刻，为之序文，其传由此而盛也。吾思太医院中，未必有此无目之学生。读其序文不似院人之口吻，又无图书印式，吾实疑书坊假冒其名，以图利惑③世耳！要之，其书之传，非以真才实学而传，传亦不久，久亦不足贵也。吾谓《伤寒六书》无益于世久矣。以无益之书为有益，不将以有损之书，为无损乎哉。

愚尝谓欲学伤寒者，亦须先读过要紧之书二种，一曰《医

---

① 系：东莞方言"是"之意。
② 难：此处底本字迹模糊，根据五云楼版、四美堂版订正为"难"。
③ 惑：此处底本字迹不清，根据五云楼版、四美堂版订正为"惑"。

宗金鉴》，一曰《伤寒六书》。或曰《医宗金鉴》乃圣朝颁发，是为医学之宗，诚不可不读者矣。但《伤寒六书》，予既极情诋谤，何又教人必读乎？予曰予既欲学者识其正，亦须学者识其邪。孔子曰见贤思齐焉，见不贤而内自省也。吾欲学者以《金鉴》为规，以《六书》为戒，因《六书》流传既久，所有近世医书以及世俗凡说伤寒之言，几将节庵为仲景，有以仲景为节庵，混而为一，鱼珠莫辨。且近世多宗节庵，而少识仲景。故欲学者读《金鉴》可知仲景之根源，读《六书》可知节庵之背谬。两两对核，黑白立分，贤否辨矣！

《六书》既名伤寒，试看其说得六经阴阳证候透彻否？看其所论杂症能辨别阴阳，可使学者遵而用之者否？看其每经、每症，止以四字，多者以八字，学者即能认得伤寒否？看其所立三十七方，不注分两，学者即能照用否？看其议论大半是重复雷同否？请思历古方书，注作之家，贤愚不等，有如陶节庵卖巧矜奇，随讲随夸者否？学者必须留心，将《伤寒六书》读过一遍，则知吾之辨辟节庵，诚未为过矣。

二、论节庵未读仲景书

节庵自夸，曰吾专伤寒，深得仲景先生厥旨云云。以愚观之，未足信也！如其论太阴则曰腹满咽干而渴，少阴则曰口燥咽干，厥阴则曰舌卷囊缩，皆主大承气汤。夫以仲景三阴之内，千言万语，反复申论。节庵每经止言一症，共以一十二字毕之，未必能尽其细微曲折也。即如腹满一症甚多，阳明有之，少阴亦有之，何独指为太阴乎？何可概以大承乎？太阴从无咽干而渴之文，且咽干而渴，乃属少阴，又何混为太阴乎？

仲景立急下六证，内有少阴二三日，口燥咽干之文。非谓凡有口燥咽干定为少阴急下也。倘学者凡见口燥咽干，概为少阴，岂不误事。况舌卷囊缩以居死症，学者几何得见舌卷囊缩而有厥阴证乎？且舌卷囊缩，乃厥阴之筋为寒拘引，乃居寒证之例，而教人再用承气汤下之可乎？即此推之，知节庵未曾读过仲景矣！

节庵自论两感，其意专以表里兼病为两感。深责《活人书》，妄引"先救其里，以四逆汤，后攻其表，以桂枝汤"之文，为误世害人云者。吾见论内凡系表热里寒，均系先温后表。《活人书》原非妄论。节庵竟揑①仲景自云，先救其里以承气，后攻其表以麻、葛。不思仲景立例，凡于表里同病，必先解表而后攻里。今据节庵先以承气，后以麻葛，是为表里混施，必致热邪乘虚上逆，反成结胸，固犯仲景之大禁者。此何足以训后学者？又何以读仲景之书乎？

节庵凡论传经三阴之证，止以大承气汤一方而毕之，似欲仲景不必多立。三阴三篇之内，一切阴证者，是以有深责叔和，不将一切阴证，另入杂症之门。误将附子四逆等症，编入三阴之内，遗祸至今等语。吾故谓节庵看得伤寒三阴太浅之误也，即据传经三阴尽是阳邪，未必尽是大承气之证也。且如太阳病，表证未除，而数下之，其表仍然不解。而脾肾既寒，寒从中生，能不用着附子四逆乎？或初感寒邪，即入三阴，亦宁不算三阴之证乎？且传经伤寒，始为热，阴阳两感之伤寒，独非为寒耶。论曰本应阴阳并列，使人辨别阴阳也。节庵诬叔

---

① 揑：音［niē］，同"捏"。底本与四美堂版均字迹模糊，根据五云楼版订正。

和，误编附子四逆等证，为误世害人，吾故谓其未读仲景也。嗟乎！节庵未读仲景，苟无误于人，任其夸诞亦何足较。唯其自作聪明，贻害后世，数百年来，无人醒觉。即如《医学入门》，谓伤寒书以节庵《琐言》为正之类，以讹传讹，流祸无底，予又安可不辨乎？

三、辨节庵谤麻桂论

节庵谓麻、桂二方，用而效者止一二，用而误者常八九。仲景医中之大贤也，但其立方，也实难凭于取效云云。吾则谓节庵不识仲景立方之义，以故谬易仲景之方。岂知凡人之身，统为营卫二者，所包摄密如罗网。风寒伤人，不伤于营，则必伤卫，否则营卫两伤而已。未有风寒伤人，而不伤乎营卫之理。故仲景立桂枝汤以治卫，立麻黄汤以治营，再立大青龙汤营卫兼治，仲景之治风寒法可谓密矣。是以病风寒者，不合于麻黄，则必合于桂枝，否则必合于大青龙汤。断无麻、桂、青龙俱不合，但麻、桂、青龙各有专司，不可混用，混用则有误也。如宜于麻者，则不宜于桂；宜于桂者，则不宜于麻。仲景立戒甚明，设用之当，则效验如神；用之不当，则变生不测。论内言之再三矣。试譬言之开锁，以此钥用此匙，未有不开。是其证而用其方，岂有不效？今节庵谓用麻、桂治伤寒而误者八九，此必应麻而用桂，应桂而用麻，不咎认证之不真，而归咎于仲景立方之不善可乎？不可。

或曰：节庵设为客问，意谓麻、桂治冬月伤寒则效一二，治三季之温暑则贻误八九，意似无伤也？

予曰：嗟嗟！彼以麻桂同称，虽于冬月以治伤寒亦误也。

苟能分晰营卫之病，应麻用麻，应桂用桂。虽于三时，岂得有误八九者哉？上古医书，有症无方，得先师创立《伤寒》《金匮》，方证并行，使后世尊为准绳，诚为医宗之圣书。是以后人尊其书，而名之曰经者，岂非医中之集大成者乎？节庵止称仲景为医中大贤，犹之儒家仅称孔子为大贤相等，当乎否？吾故谓节庵不识仲景，实未读仲景书，信不诬也。

四、辨节庵以一方能代仲景三方又能通治论

节庵论王叔和编辑仲景伤寒，不曾注明麻、桂二方，止系专治冬月伤寒而设。又遗失仲景温证、暑证之方，以致后人混以麻、桂治温暑、治四时风寒，病世害民，遗祸至今。自以九味羌活一方，谓能通治温、暑、四时风寒，可代麻、桂、青龙三方，化凶险而为神奇等语。

吾故谓节庵不识仲景立方之义，以为桂枝汤专治风，麻黄汤专治寒，大青龙汤专兼治风寒夹火，如是而已。以为九味方中，有羌活、防风足以代桂枝汤以治风，有辛、苍、芎、芷足以代麻黄汤以治寒，合羌、防、辛、苍、芎、芷可治风寒，故又可代大青龙汤以治风寒。青龙方内有石膏清火，九味方中亦有黄芩、生地以代清火，故谓九味一方可代麻、桂、青龙之三方。自谓巧妙之极矣。又谓温暑由于内热而兼外风之故，九味方内，有黄芩、生地以清内热，羌、防、辛、苍、芎、芷以治外风。故谓九味一方，亦能治温治暑。至谓四时风寒，非风即寒，九味方内，风寒之药兼有，故亦能通治。自喜此方四通八达，秘为奇宝，世人亦以为奇宝。遂视仲景三方而为砒鸩者，由此矣。

节庵不思所设桂枝汤，取其调敛营卫以止汗；麻黄汤，取其大发营卫以出汗。二方乃言营卫之风寒，岂专指风寒哉？大青龙汤乃治太阳身痛而烦躁，恐人误认少阴之烦躁，立明有筋抽肉瞤之禁，亦非专为风寒也。况用石膏之旨，是为预清阳明之热，而治无汗烦躁之用。彼之黄芩、生地，何能清及阳明而除烦躁乎？吾故谓节庵不识仲景立方之义在此。苟谓麻、桂、青龙专为风寒而设，故以九味一方而代之。若①此则不须九味，但用细辛治寒，防风治风，黄芩清火②，三味亦尽足矣。何必如此之多乎？即据其谓能代桂枝汤也。凡桂枝之证，因其有汗也。彼九味方内，以何物能和营卫而止汗？既无和营止汗之药，而反有苍、辛、芎、芷、防、羌一派辛燥之品，吾所谓不能代桂枝汤，而反有误桂枝汤之证者，此也。

其谓能代麻黄汤乎？夫麻黄之证，因有寒郁于内，忌用寒凉。彼九味方内，黄芩、生地正是寒凝之味，伤寒之大忌者。况防、辛、羌、苍、芎、芷等，每味仅用数分一钱，恃谁猛发营中之汗乎？既无开肌③发汗之专药，而反有寒凝之芩、地，汗必不出。且又问恃谁能代杏仁以定肺家之喘乎？吾故谓其不能代麻黄，而反有误麻黄汤之证者，此也。

夫大青龙汤，原治太阳身痛烦躁，有类少阴而用者。试问九味方内，恃何药以治烦躁乎？况以生地、细辛少阴之药而治

---

① 若：底本破损，此处字迹不清，据五云楼版、四美堂版订正为"若"。

② 清火：底本破损，此处字迹不清，据五云楼版、四美堂版订正为"清火"。

③ 开肌：底本字迹不清，根据五云楼版、四美堂版订正为"开肌"，为开发腠理之意。

太阳，能不误乎？吾故又谓九味不能代大青龙，而恐有误青龙之证者也。

其谓九味又能治温、治暑乎？夫温暑原系内热而兼外风，但内热则必有发渴，外风则必有汗出。九味方内，既无止渴之药，反有苍、辛、芎、芷、羌、防燥渴之品，且少专药以和营。吾故又谓九味之方，不能治温暑而反有误于温暑之证者，此也。

节庵又谓九味一方，而能通治四时之风寒乎？夫四时之病，病风者，未必兼乎病寒。病寒者，未必兼乎病风。有几何风寒兼病，须辛、苍、芎、芷，又必须羌活、防风，而合彼九味方之病者乎？且患风寒亦未必定兼有热。即患热者，又岂必有风寒？即合用辛、苍、芎、芷、羌、防，又合用黄芩、生地，又有几何风寒而兼内热，尽合彼九味之方之病者乎？吾故又谓不能通治四时之病者，此也。

况执麻、桂、青龙三方，人即可知麻、桂、青龙三证，故谓问方可以知症。试执九味之方，果能定其名目，而可专主一证之用否？

自节庵谓此九味羌活，通治伤寒中风、四时感冒、温暑风寒等症。世人遂将此等证候，皆名外感。不究此等证候之所由来，亦不究辨表里阴阳，浅深顺逆，传与不传，专恃九味羌活一方应之，总以外感两字而名之。居然充为医，比之持一木棒，而猎于百兽之场。豕来以之，鹿来以之，虎、豹、豺、狼同来，莫不以之。吾实虑其危也。吾尝谓节庵实有大便于①庸

---

① 大便于：便，为方便、便捷之意。"大便于"即有大的便利之意。

医，亦有大害于后世。吾不解自明初至今，所有医者习而不察，亦将此方互将传述，举世尽用，全不省觉，不亦异乎？

五、辨温暑论仲景内有方

节庵谓王叔和遗失仲景温暑之方，愚谓节庵不曾融会经文，不识仲景法内藏方，谬谤叔和耳。

论曰：太阳证，发热而渴，不恶寒者，为病温。又曰：太阳中热者，暍是也，其人汗出，恶寒，身热而渴也。此即论温、论暑之文也。夫皆曰太阳，则温暑皆由太阳之风，始有太阳之证也。曰发热，曰汗出，曰恶风，此风由太阳而入之证也。治法宜以风伤卫，汗出而恶风，桂枝汤主之，以和营之法为法也。曰不恶寒，曰汗出，曰渴，此热由阳明而出之热证也。治法宜以阳明内热，白虎清火之法为法也。但太阳、阳明均有之病，宜以桂枝、白虎以治温，桂枝合人参白虎以治暑。即为正大之方也。何也？用桂枝和营卫以止汗，止恶风，止发热，而除烦痛。用白虎清胃火，止发渴，止汗出，可不谓正大之方乎？至于温证不恶寒，由于内热，元气不曾受伤。暑证恶寒，因冒暑，暑伤气，气虚故恶寒也。仲景实明用人参白虎矣。可谓温暑二证，仲景无方乎？吾想温暑虽由内热而来，亦必外由风寒而致。然因①风者必有汗，因寒者则无汗。治法必要内外兼施。有汗者宜桂枝加白虎，桂枝加石膏，或加黄芩，或葛根，或知母。无汗者宜麻杏石甘汤，或越婢汤，麻黄加石膏

---

① 因：此处底本字迹不清，根据五云楼版、四美堂版订正为"因"。

汤。是皆温暑之方，井井有条。节庵执定字句，不知推详，谬谤叔和遗方误世，自己谬以九味羌活之方混治温暑，误世非轻也。

六、论节庵凉散流弊

节庵曰：仲景立麻、桂二方，专为冬月严寒，正伤寒而设。因天气严寒，非辛温发散不能故也。其余三时并无真正伤寒。天时炎热，宜用辛凉发散而已。若再用桂枝辛温，则杀人矣。节庵之意，以冬月宜用温，三时热宜用凉。然则冬月伤寒属寒，三时伤寒属热矣。因而今世皆以伤寒为寒，伤暑为热。但以伤暑为热则可，倘以伤寒为寒，其误不少。节庵不思冬时，人身阳气居内，其病多热。三时阴气居内，其病多寒。冬时伤寒，表寒而里不寒，三时伤寒，表热而里不热。若据节庵，冬时之病放胆用温，三时之病放胆用凉，岂不大谬？故尝谓节庵立言不清，流弊至今也。吾今改正曰：冬月伤寒发表宜辛温者，其以阴邪在表故也。三时伤寒发表宜用辛凉者，以其阳邪在表故也。非谓三时治病一概宜凉，冬时治病一概宜温也。如此则知所用辛温、辛凉之言，独指发表而言。自然再要核辨表里阴阳，不致错执古板[①]者。

七、辨麻黄发表不过于猛，桂枝和中不过于温

节庵极谤麻、桂二方之药，凶险难用，自以九味羌活汤一

---

① 古板：不懂变通。

方而代之，有化凶险为神奇之说。但谓九味之方为神奇，吾固不识。若谓麻黄、桂枝二方凶险，吾甚不平。想其谓麻黄汤过于发汗，桂枝汤过于温热而已。何不思麻黄汤内，其药四味，可以发表者实得二味，每味原用三两，合共得六两，尚有二味共六两为之佐。原非凶险，节庵既不敢用六两之麻、桂，又宁敢用十八两之羌、防乎？彼又谓桂枝汤温热，而九味羌活亦岂不温热乎？桂枝汤内温热者，止有生姜、桂枝二味。九味羌活方内，温热者竟有辛、苍、芎、芷、羌、防六味。请考本草，请试口尝，谁谓姜、桂二味之辛温，能敌辛、苍、芎、芷、羌、防六味之辛温哉？

或曰：九味方内，有凉药监制，即不大温。

予曰：九味方内，凉者三味，温散者六味，是以一味而制二味矣？孰不知麻黄汤内，发表者二味，和解监制之者得三味，是以三味制一味也。桂枝汤温者二味，凉者亦二味，是以一味制一味也。九味方内，温者六味，凉者止三味，是以一味制二味矣。然则何能制乎？总之学节庵者，习而不察其非耳。

愚初未读景岳，乍见节庵，轻用羌、防以易麻、桂，以故极力而议之矣。及读景岳，竟以当归、熟地而代麻、桂者，岂不愈出愈奇。虽然节庵不小易于前，景岳亦不敢大变于后。祸世误人，景岳故重于节庵。然作俑之罪，节庵不能免也。吾故先驳节庵，而后辨景岳。或讶曰：景岳何曾以当归、熟地而代麻、桂乎？予曰：麻、桂诸方，原治风寒之用者。今见景岳所立补散诸方，所用归、熟为君，谓虚人感冒风寒，但以补正除邪以之解散，非代麻、桂之义欤？

八、论风寒温暑不可拘于四季

世人皆以伤寒、中风，为病在于冬，其余春则病温，夏则病暑云者。予谓不必拘也。即如仲景论曰：太阳病，发热而渴，不恶寒，为病温。又曰：太阳中热者，暍是也。其人汗出恶寒，身热而渴也。此经之论温暑如此。夫温之与暑皆以有汗而渴，乃可得名温暑。若无汗而渴，又岂得以温暑名哉？论曰：太阳病，发热头痛，无汗而恶寒，此之论伤寒也。夫伤寒者，独以无汗而恶寒，乃可以名为伤寒。设不恶寒而有汗，岂得以伤寒名耶？仲景乃议证定名，非分季而定病。且温暑既有太阳为名，然则凡病皆有太阳也。凡太阳有病，亦断无拘于四季可知矣。如冬月设有太阳病，发热、汗出而渴者，仍当名曰温病也。宁敢名曰伤寒？再用麻黄汤发汗乎？如春月设有病太阳病，发热、无汗，不渴而恶寒者，亦当名之曰伤寒也。宁敢再用白虎汤清火乎？是所谓拘于证，不可拘于季也。

或曰：温病者，经云由于冬月郁热，藏于身内，待春而发。冬月何得有温病乎？

予曰：诚然！但冬月既可郁热，待春而发为温。秋月亦可郁热，待冬而发为温。《经》虽有曰：冬伤于寒，春必病温，夏必病暑。原不会谓凡于春夏有病，人人皆由冬月郁热而来。果有郁热，始可名温名暑，倘无郁热，而病风寒者，仍当名为风寒。既当名为风寒，则与冬季之风寒原无异矣。此不过有汗曰中风，无汗曰伤寒而已。有汗是风伤卫，宜桂枝；无汗是寒伤营，宜麻黄。若或夹热俱可加以石膏、黄芩，夹寒俱加干姜、附子，此乃仲景一定之章程。况论内未曾言明，温暑必病于春夏，伤寒、中风必病于隆冬。且一年之中，非其时而有其气^①者甚多。倘遇春行冬令，冬行秋令，四时混变者，何岁无之？何时无病？何必按季定病？过执古板。愚故曰：秋冬亦知有温暑，春夏亦知有伤寒。

九、辨节庵三十七方

予初闻《伤寒六书》新设三十七方，名为"三十七椎"。窃意必有异样奇能，始敢枻鼓而过雷门^②也。何也？仲景为立方之祖也。既有《伤寒》一百一十二方，《金匮》二百余方。无一方而不工，无一药而不备。此之悬千金于市门，无敢易其一字矣。讵谓节庵敢夸奇巧，而能增至三十七方，以补仲景之未逮者哉。细阅其方，内中所用羌、防、芎、芷数方，不是仲景旧制，其余皆由《伤寒》《金匮》，或增或减，改头换面，别立名称。止载数味药名，不注轻重，每方加姜三二片，大枣三二枚。另择一可椎之物于中，即谓之椎。嗟乎！似此依样葫芦，虽增三千，岂足为巧？彼意其巧，在此一椎乎？夫本方既合，无此一椎亦合。本方不合，虽加此椎，亦岂得合乎？且即不增三十七方，则仲景之方不能治伤寒乎？此不过画蛇添足，以此卖巧，以此沽名之意耳！岂意当时之人，亦多好奇取异，见其夸张，误信为奇，反多效之。由此竟失古法圣方，误人不少矣。

或曰：节庵敬效古法，亦未必尽误乎？

予曰：因见其各方，不注分两，止将九味羌活之方，最

---

① 气：此处底本字迹不清，根据五云楼版、四美堂版订正为"气"。
② 枻鼓而过雷门：枻（zhuā），意为动击、打击。雷门：城门名，在今浙江绍兴，因悬有大鼓，声震如雷，故称。此句在此意为在高手面前卖弄本领。

要紧者如羌、防、苍、辛之君药，多者用钱余，少者用数分而已，合一剂而不上一两，竟谓能代麻、桂、青龙。今世宗之，皆以此等轻少之药，而治重深之症。譬之杯水车薪，留病养痈，岂可为法？即如小柴胡汤，仲景于柴胡一味，已经用至八两。节庵于小柴胡合剂，教人每服五钱，轻重相去如此。吾故谓节庵是内伤之法而治外感，此等方剂有何益于伤寒哉？

三十七椎，内有升麻发表汤，系于仲景麻黄汤内，另加羌、防等五味，谓代麻黄汤以治伤寒。又有散邪实表汤，系于仲景桂枝汤，另加羌、防等四味，谓代桂枝汤以治中风。节庵既谓麻、桂二方，凶险而难用矣，何以再加四五味羌、防同类之物以益之，反不险耶？比节庵自相矛盾如此。

又有六一顺气汤，系将仲景大承气汤合小柴胡为方耳。节庵自赞曰：此乃千金不传之秘旨，举世不知，若非子孙承继，岂肯泄露玄机。如此赞叹，可谓宝贝极矣。但思此方之中，大承气之药，乃阳明腑证之方。小柴胡之药，系少阳表里居半之剂。如系阳明腑证，用此大承气亦既合矣，何必加多小柴欤？如系少阳，则用小柴胡亦既足矣，敢再加此大承气耶？节庵虽叹此方之妙，用此方者，首要辨清果系阳明少阳，二经同症，始合其方也。辨证不清，其误非细，辨证能清，亦何必拘用此方乎？

十、辨节庵方方加姜①枣

吾阅《伤寒论》一百一十二方，间有采用姜枣，或用姜而

---

① 姜：原文为"羌"，据文意当为"姜"，径改。

不用枣，或用枣而不用姜。取姜以发散，取枣而和中。如桂枝等汤，姜枣同用，取姜助桂而发，取枣助草而和。凡用姜则曰二两三两，而至六两。用枣则十二枚，虽少亦五枚六枚。莫不问症而施，并非滥设。仲景原以姜、枣为正经①药材矣。何以节庵所列三十七椎方，计其用姜、枣者，得三十五方。吾不知节庵视姜、枣为何等药料者。若谓其正药耶，何以每方仅用一二片，二三枚？若谓其无用耶，何以方方采用？且既可入于发表之中，亦不应入于硝、黄攻下之内。何以汗下温清之剂，均入姜、枣乎？

或曰：其方所用姜、枣少少者，欲为引经之意耳。

曰：谓其少用，以彼所用药料较之，亦并非少也。彼之分两，每味多者钱余，少者数分而已。以枣三枚，宁无三二钱？姜三二片当有数分。又似比为正料之药相等。若谓引经，岂有剂剂须引？寒药用之引，热药用之引，破散用之引，补益又用之引乎。果无姜枣，则凡药皆不到经乎？仲景为造方之祖，未尝言及引经，必须姜、枣者。吾实不知其从何而来。

客曰：吾知之矣，节庵是从乡间厨子学来者，何也？乡间席②面碗碗是猪肉③，节庵仿之，故剂剂姜、枣乎。

愚曰：若然，予转谓今之厨子是学节庵手段来也。节庵剂剂姜三片，枣三枚。厨子碗面必放姜三片，枣三枚。节庵之三十七椎，是椎姜、椎蒜、椎盐、椎豉。今之厨子亦必椎姜、椎蒜、椎盐、椎豉者，与节庵无异也。不觉哄堂。然予非固为

---

① 正经：东莞方言，为真正之意。

② 席：此处底本字迹模糊，根据五云楼版、四美堂版订正为"席"。

③ 肉：此处底本字迹不清，根据五云楼版、四美堂版订正为"肉"。

讪笑①前人，独见节庵所用姜、枣，以及一椎即为奇巧。今之医者，习而不察，亦必以一味可椎之物，侵入方内以为巧，吾实窃笑今之学其巧者。

十一、节庵之方不足为法论

仲景制方之祖也，所用之药，君臣佐使，纪律森严。味数轻重，井井有条，一味不苟。吾观其方，或增一味，或减一味，则必改其方之名，易其方之治。如麻黄汤减桂枝，则名还魂汤；增白术，则名麻黄加术汤。如桂枝汤加黄芩，则名阳旦汤；减芍药，则名桂枝去芍药汤。此乃增减而改名另治者，如麻桂各半汤、桂二麻一汤。小承气汤与厚朴汤，理中汤与人参汤，皆药同而分两不同也。至于用水，曰甘澜，曰潦水，曰麻沸水，曰白煮水。至于服法，则曰服一升，服半升，服七合五合；中病则止，不必尽剂；一饭之顷，尽一剂，一日一夜服三剂。至于煮法，则曰先煮某，后内某服，后食稀粥，服后饮暖水。立例如此严整②，若节庵所立之三十七方也，但开药数味，即名为方。不分轻重，不言煮，不言服。加姜、加枣、加蒜、加豉，竟可尾大于头。即据其方，加一二味亦可，减一二味亦可，加重亦可，减轻亦可。立方如此其苟③。吾故谓仲景立方，如良将用兵捕贼，可遵而可行。节庵立方，如纸上谈兵，能言而不能行也。

---

① 讪笑：指讥笑，语出《新唐书·韩愈》"愈独喟然引圣，争四海之惑，虽蒙讪笑，跲而复奋，始若未之信，卒大显于时"。

② 严整：东莞方言，为严谨之意。

③ 苟：草率，随便之意。

第三卷　伤寒觉误下

一、辨景岳伤寒治法

予观景岳伤寒，其论六经证候，固未透彻，及其治法，亦不清楚，均不足为学者之则。予试以景岳治法之失言之。

景岳曰：治伤寒之法，一曰发表，一曰攻里，皆以邪实者为言也。其有脉气不足，形气不足，则不可言发，言攻，而当从乎补矣。但补有轻重，或宜兼补，或宜全补，则在乎明慧者善用之耳。予思景岳治伤寒法，首先重在补虚，且不问证邪之凶险，及传经与否也。何以《内经》曰：伤寒三日，未入于腑者，可汗而已。既满三日，已入于腑者，可下而已。然则《内经》先问病邪在表在里，而施汗下者。固以逐邪为先，补虚为缓也。何也？虚乃平素之病，欲补而不能速。邪乃新来之邪，驱逐甚易故也。予以虚人伤寒，比之奔斗牛入破屋①。若先补屋，而后逐牛，予固谓其迂矣！

景岳又曰：一伤寒，但见发热，恶寒，脉紧数，无汗，

---

① 奔牛入破屋：东莞俗语，意为破屋不堪一击。

头项强痛，腰脊、肢体酸疼者，便是表证，不拘日数，即当解散。但当阴阳虚实，不可不辨，宜于后开汗散方中择用。予谓景岳此节之证，乃太阳正伤寒之证矣。当曰：宜用麻黄汤，以汗之可也。何以教人于后开汗散方择用之乎？仲景曰：桂枝本为解肌，若其人脉浮紧，发热，汗不出者，不可与也，常须识此，勿令误也。今景岳所言之证，乃禁用桂枝之证也。设使学者择用桂枝，岂不误乎？即须于景岳新方择之，亦无一方合用也，何也？因景岳所言，发热、恶寒、脉紧、无汗、头项强痛、肢体疼痛，乃仲景所谓太阳病。头痛发热、身疼、腰痛、骨节疼痛、恶寒、无汗而喘者，麻黄汤主之。至合用也。与麻黄汤吻合之证，犹不敢用麻黄，尚将何等证候始用之乎？景岳如此立说，必使后人废却发汗之大法，必有应汗不汗之误。

景岳又曰：伤寒，如头痛、发热、恶寒，表证悉除。反见怕热，燥渴，谵语，扬手掷足，斑黄发狂，潮热，自汗，大便不通，小便短赤，或胸腹胀满疼痛，或上气喘促，脉实有力，即是里证，即当清里。果实邪内结，不得宣通，此必大为涤荡，庶使里通，而表亦通也。然必胸腹满，肠胃燥结，大满大实坚者，乃可攻之。故法曰：痞、满、燥、实、坚五者具，而后可下。又曰：下不嫌迟，恐内不实，而误攻之，必至不救。据景岳于阳明腑证，而敢用攻下者亦少矣。试思有几何而得痞、满、实、燥①、坚五者具②备，而后攻下乎？景岳止虑大便不硬，攻之伤人。而不知邪热入胃，不在大便硬与不硬，均能伤人也。仲景曰：阳明发热汗多者，急下之，宜大承气汤。

---

① 燥：原文为"躁"，此处意为燥屎，为笔误，径改为"燥"，下同。
② 具：古同"俱"，为完全、详尽之意。

又曰：少阴病，得之二三日，口燥咽干者，急下之，宜大承气汤。又曰：少阴病，自利清水，色纯清，心下痛，口干舌燥者，急下之，宜大承气汤。据此三证，无一关着痞、满、实、燥、坚也。若执景岳之言，此等证候能有一救者乎？仲景曰：伤寒六七日，目不了了，睛不和，无表里证，大便难，身微热者，此为实也，急下之，宜大承气汤。又曰：少阴病，六七日，腹胀，不大便者，急下之，宜大承气汤。又曰：发汗不解，腹满痛者，急下之，宜大承气汤。腹满不减，减不足言，当下之，宜大承气汤。据此三证，于痞、满、实、燥、坚，亦未会有痞、燥二字也。若执景岳之说，能不误乎？予引此六证，乃仲景所谓急下，刻不容缓者也。总①不待痞、满、实、燥、坚，五者具备。吾恐千古以来，阳明里证，未有得具者。又谓下不嫌迟，吾恐学者，必谓初一应下，而姑至初二、初三，又果不大误乎？景岳不思伤寒死人，唯阳明里证居多，其死最急。景岳如此立言，凡有阳明腑证，未有不延误矣。景岳知畏大黄、芒硝能伤人，而不知畏病邪之伤人更大。夫人之脏腑，与百物之脏腑相近。如生宰猪牛，见其肠胃，何等肥厚，试观病一二日而宰之，牛猪肠胃何等稀薄，非关下利而薄，乃由于病邪而薄也。设热②，一无病之猪，喂大黄、朴硝数两，而令其泻，未必致有如此之薄者。予尝目击有以芒硝数两，以饲病猪而愈。误者甚少，而人亦宜。然奈景岳治伤寒里证，如此谆谆重戒攻下，是不可以为法者也。

景岳曰：伤寒但见往来寒热，胁痛，口苦而呕，或耳聋，

---

① 总：原文为"摠"，同"总"，径改。

② 热：此处底本不清，根据五云楼版、四美堂版订正为"热"。

脉弦数者，即少阳半表半里之证，治宜和解，以新方诸柴胡饮及小柴胡汤之类，酌宜用之。予据景岳此条证候，的系①少阳小柴胡之证无疑矣，当曰宜用小柴胡汤为是。而教人以新方诸柴胡饮及小柴胡汤之类，然则谓小柴胡不能治半表半里之少阳乎？谓诸柴胡饮始能治半表半里乎？嗟乎！吾知景岳误执节庵之言，以为少阳处于二阳、三阴之间，为半寒半热，半阴半阳，半虚半实者也。故景岳新方诸柴胡饮，有加生地以滋阴者；有加黄连以清火者；有加熟地、当归以补血者；有加参、术以补气者：此乃内外夹杂之剂，非表里和解之剂也。夫少阳之半表，是近太阳之半，半里者是近阳明之半也。试思小柴胡之原方，有生姜是为半表，有黄芩是为半里，亦可知矣。如偏于表，仲景则加桂枝，是太阳之药也；如偏于里，仲景则加大黄，或加芒硝，是阳明之药也；谓半表半里，非兼太阳阳明乎。

予故谓景岳所议，表证不足以发表，里证不足以攻里，半表半里之证，又不足为和解。因景岳先存今人常虚之偏见，反以内伤之法以治伤寒，则一误到底而不觉。故于伤寒治法，全背仲景之准绳，背仲景即背轩岐。景岳何等聪明，而敢背轩岐、仲景之医圣，而自立伤寒治法乎？予故疑而终不敢信景岳者以此。

二、辨景岳不分风寒麻桂

予读景岳《伤寒论》，于太阳经，不辨风寒。于治法，

---

① 的系：出自《元典章·邢部·违错》，释义为确是。

不分麻、桂。意谓其忽略此种大题目，固已算不得伤寒之书矣。及见论风寒一条，谓风寒相因，风送寒来，寒随风入，有不必分辨之意。并论麻黄、桂枝二方，谓时人误谓麻黄发汗，桂枝止汗。原则麻黄发表第一，桂枝解表次之，亦不必分晰。倘学者以风寒二字及麻、桂二汤，必欲分其阴阳同异，则失之远矣。如此云云者，无怪景岳之治伤寒甚易也。吾见其论治伤寒，于三阳止分表证、里证、半表里证。于三阴则未曾言及阴阳治法矣。而今太阳证内，又谓不须分辨风寒，如此而论伤寒，岂不甚浅矣哉！何以仲景于太阳经内，首重风、寒、麻、桂四大纲领之题目也？

　　吾见景岳专辨时医，误为独指发表出汗用麻黄，解肌止汗用桂枝之非。予谓一发一止，何谓全非？景岳不过见仲景有以桂枝曰发汗者，有以桂枝曰解表者，意谓桂枝亦系发汗之剂，非专止汗之用。故谓麻黄汤第一，桂枝汤解表次之。谓麻、桂二方不须分辨者，执此之说而已。独不思仲景曰：营弱卫强，故使汗出，欲救邪风者，宜桂枝汤。仲景何不曰宜用麻黄汤乎？吾思仲景论内伤寒证，有时而用桂枝汤以发汗，断无有中风症而用麻黄汤以止汗。止有无汗之中风，断无汗出之伤寒。且有中风有汗，误用麻黄则致亡阳于外。伤寒无汗，误用桂枝则致阳陷于内。是则麻黄汤与桂枝汤，若不分别而混用，宁无误乎？学者但于《金鉴》之内，试看麻、桂二汤之解注，当知景岳之谬谈矣。

　　自仲景传书以来，以至明末计二千余年。从未有一人敢论风寒不必分焉，麻桂不必异焉。有如景岳者，仲景之书，尊之者有曰《经》，遵之者有曰《金匮》，皆知为医统之书，圣方圣法矣。吾不知景岳何大自信，竟敢变易如此，想亦为节庵所误故也。景岳以为节庵，居然前辈医贤。节庵可以变易其方，我亦可以变易其法，故至于此。予初时亦以为景岳高明，及专其方法以治伤寒，未见所益。又见同时之医，尊景岳之义者，亦不见其利。近因熟习《医宗金鉴》，始知景岳苟假之术①，有误于人也。独惜景岳先没，不曾目见我朝之《金鉴》，注解仲景之善。设景岳得见仲景之书，吾恐景岳未敢如此立论矣。但景岳传世既久，今人习景岳者多，习《金鉴》者少，故仍然不知景岳之非。吾务求其一是，则不能不力斥其非也。

三、辨伤寒中风论

《伤寒论》则首辨中风、伤寒，一属阴，一属阳；一伤卫，一伤营；一属气分，一属血分。大相悬异，而景岳则谓不须分辨。但谓伤寒之深者，则为伤寒；寒之浅者，则为中风。予谓景岳实生不逢时，未曾读着喻嘉言②之《尚论》，吴谦之《金鉴》，实亦未专读仲景之书。以为伤寒之中有恶风，中风之中有恶寒，遂指风寒同类。只有深浅之分，而无风寒之辨。又见陶节庵以九味羌活，能代麻、桂、青龙，既可用治中风，又可通治伤寒，遂致放胆而论曰。倘学者以风寒二字及麻黄、桂枝二汤，必欲分其阴阳同异，而执以为辞③，则失之远矣。自予思之仲景论内，脉紧无汗为伤寒，脉缓有汗为中风，其实不

---

① 苟假之术：苟，随便、轻率；假，不真实。此语实则评价景岳仲景之学未真实反映《伤寒论》的观点。

② 喻嘉言：名昌，字嘉言，明末清初著名伤寒学家，著有《寓意草》《尚论篇》《尚论后篇》《医门法律》等。

③ 辞：此处底本、四美堂版字迹不清，根据五云楼版订正为"辞"。

能尽合。因无汗而脉紧，则常见。唯有汗而脉缓，其实少也。但仲景以脉弱、脉微，亦有中风脉也。景岳不思中风乃表阳气虚之证也。其中脉微、脉弱即为中风也，当知脉缓即系脉微、脉弱、脉浮也。太阳论内，以浮字为中风之脉，以紧字为伤寒之脉，此定例也。岂专一以缓字固执为例，不知通变乎？然景岳以深浅而分风寒，亦未尝无理。但谓风寒二字不必分，又[①]不指出风寒模样，将何以诲后学乎？予且以风寒浅深之不同，营卫之各异者，试言之于后，请以度之。

中风初起，即见额上大热，微微恶寒，呵欠，唇红，面红，兼油润，有汗，尿色变，头痛，项强脊紧，手足酸，犹然能行动，犹能食。

伤寒初起，先见恶寒，蒙被，牙鬦[②]，身骨痛，口起烟灰之气，兼胃口变，不知味，皮密，无汗，肩背酸痛，身重不能行，头重，耳中响，如千蝉万蟋，鸣钲[③]击铁，发热而不甚热，而色青惨，皱眉心烦，不安，周身楚痛之状。

中风证，阳脏之人，或酒食，郁怒，劳苦，内火先盛，而招风者居多。

伤寒证，阴脏之人，或中虚生热，而后招寒居多。

中风证多传三阳，如发热、恶寒、发渴，是太阳传阳明也。身热、谵语、呕恶、耳聋、口苦，是太阳传少阳也，且多传阳明腑证。

---

① 又：此处底本字迹模糊，据五云楼版、四美堂版订正为“又”。

② 鬦：此处底本字迹不清，据五云楼版、四美堂版订正为“鬦”，同“斗”，为抖动之意。

③ 钲：古代一种铜制乐器。

伤寒证多合三阴，如发微热，欲寐昏迷身痛，是太阳合少阴也。如发热，呕吐，或下利，是太阳合太阴也，且阳明腑证甚少也。

四、辨景岳今人常虚

吾观景岳《传忠录》①辨丹溪②阳常有余之说，遂反之以为阳常不足；辨丹溪气有余便是火，遂反之曰气不足便是寒；又谓今人之病，虚者常八九。又谓今人虚火多，而实火少。谓痢症可用攻下者，数十中不过一二。痘疹实脉、实证，亦数十中不过一二。然则景岳不拘外感内伤，偏主甘温，有所由矣。

但以今人伤寒，内伤者居七八，而又立补散之方而以为善。不知景岳何以见得，今人如此多虚也。吾恐景岳谓今人多虚，亦无的确凭据也。得无见古人以五尺为童子，今人以五尺为丈夫；古人每食一斗，今人每食半升；古人用药以两计，今人用药以钱计；谓古人长大则实，今人短小则虚乎？

然则以仲景之时为古，以丹溪之时为今。但丹溪宋元间人，仲景汉末之人，宋元数至汉末，八百年之今古。致人物大小，相争如是。设使汉末上至轩岐，二千余年，今古远隔。汉末之方用两者，轩岐宜用斤矣？汉末之人七尺，轩岐之人宁无丈余乎？汉人每食一斗，轩岐之人每食宜一斛乎？汉末之人人实，轩岐之人更实可知。则轩岐之医书，尚合今人所读耶？且

---

① 《传忠录》：《景岳全书》第一部分，共收医论30余篇。

② 朱丹溪：名震亨，字彦修，金元四大家之一，养阴派代表人物，著有《丹溪心法》《格致余论》等书。

目今之人已常虚，若再历一二千年，其人之身材长短，食物之多少，固应比今减少数倍为合乎？则古之五尺童子，变为他时五尺之丈夫。今日之人常虚，他时之人常病、常死为是矣。嗟乎！苟如是，天地之霉烂亦易矣。

景岳如此辨材，宁独不知今古斗秤，大小不同耶？何以见得今人之与古人虚实不同，且景岳又年老之医矣，当有所见也。尝稽①景岳出于明朝衰减之秋，是时凶荒之岁居多，其时民人常虚无足怪也。学者当知景岳所议方证，偏于甘温，宜于景岳之秋，而不合于今之世也。凡治病之法，看其人之老少虚实，证候浅深，按证发方，勿效景岳偏用甘温乃可。

景岳有知，或从而辨之曰：世人趋薄营利狥②欲，人故常虚。

予曰：天下之大，未必人人如此。虽轩岐之世，未能无如此症。果谓世人薄则虚，古人厚则不虚，然则轩岐之民当无病，不须医乎？何以今人有某病，古人亦有某病。今人有虚，古人亦有虚。彼景岳之书，今为虚人有病而设者也。倘遇不虚人病，则不合矣。

五、辨景岳阳常不足

自古以来，人以阴阳平和，皆以为阴阳平等。而不知阳以有余，阴以不足为平和也。设阳不有余，则不能平和也。何

---

① 稽：考查之意。
② 狥：此处底本字迹不清，根据五云楼版订正为"狥"，音［xùn］，同"徇"，有顺从、曲从之意。

也？如天为阳，地为阴。倘止阴阳平等，则天居上而地居下，判然为二，亦既足矣。天何以包大地于中而不重，又一昼夜走遍天地一周而不劳。可见天之阳有余，而地之阴不及矣。又日为阳，月为阴。日明于昼，月光于夜，亦既足矣。何以月有盈亏而日无亏缺，非阳有余乎？至于人身阴望①阳生，阳不常余，将何以生阴乎？又气为阳，血为阴，血气平等，则人能行动已。设使气不有余，何能以百斤之身，而举千斤之重乎？脏腑之阴阳平等，则食寒见寒，食热见热。而能消瓜果蔬菜之寒凉，是阳有余矣。人自幼纯阳之质，始饮乳汁以为生。及至壮时，阳有余则生育。老时也阳不衰，则犹能强健。其余天地之雌雄，凡属阳者必强，属阴者必弱。然则天地万物，以及人身，一切阴阳。皆以阳有余为平和，亦可见也。据景岳阴阳止得平等，故曰阴阳之道，势若权衡，稍有偏倚，则灾害并至。

丹溪可以谓阳常有余，我亦可指阳常不足。丹溪可②用苦寒以伐人元气，我今改以甘温补人之元气，而宁不愈耶？彼自谓独出高见，欲救丹溪四百年苦寒之害，独不知己之偏于甘温，亦贻害已百余年乎。可见立法造方，原非轻易，以景岳之聪明，犹不知阳以有余为平和，竟反之以阳常不足。但阳不有余，犹不可以为阴阳，况以为阳常不足耶。因景岳意中存了今人常虚之见，遂致偏执而不觉也。吾原其故，景岳生于兵荒之时，凡所见者多虚不足怪。今之学者，当思气候不同，固不当遵景岳十病九虚，亦不当信丹溪十病九实。总以辨证清楚，岂有虚虚实实之虞耶？至谓阳常不足，当知景岳无稽之谈乃可。

---

① 望：望日为满月日，此处"望"借指"满"之意。

② 可：此处底本字迹不清，根据五云楼版、四美堂版订正为"可"。

六、辨伤寒须补论

古人有伤寒无补法之说，景岳则深诋之，以为伤寒必须补者，但以半补，或全补，是在慧心者善用之而已。予以为伤寒无补，未必全非，伤寒须补，亦未必全是。何也？伤寒之初，邪盛之际，何暇言补？何得谓无补之说全非？景岳谓必须补者，而用归、芪、参、熟。何得而谓全是？但景岳见仲景人参桂枝等汤，是为补法，故敢辨驳前人也。孰不知仲景所以补者，唯补阳也救阴也。况伤寒之虚，止闻阳虚、阴虚，未闻气虚、血虚也。

夫阳虚则阴必盛，阴虚而阳必盛。是故一虚而有一盛，虽乃可虑其虚，仍当可虑其盛也。因其盛，所以致其虚。请问既补其虚，将何以处其盛。是故内伤始主气血两虚，伤寒则主阴阳偏盛。故伤寒之初，止有虑其亡阳，唯用桂、附、干姜以补阳。伤寒之后，则有虑其亡阴，故用大黄、朴硝以救阴。所谓伤寒须补者，谓补阴、补阳，即此而已。故古人谓无补法者，谓无补气、补血之补也，未常不是也。今景岳所驳者，谓今人常虚，不虚则不病。是以凡病者，必须先补气血，气血旺，则寒邪自退矣。夫气虚、血虚乃素来之虚旧病也。当归、熟地，缓药也。伤寒之病，急病也。以缓药而治急病，不亦难乎？景岳误以阴虚、阳虚，以为气虚、血虚，故谓伤寒须补，而用当归、熟地、黄芪、白术，补气血之药，是将外感之病而作内伤之治。不思补多一日，未见其补；病多一日，大见其危。今世庸医之误人，实景岳之作俑也。

或曰：景岳谓虚人伤寒须补，而不虚者未必须补也。

予曰：立论之义轻重不同也，其有谓今人常虚，是则凡病常当补也。又谓今人伤寒，内伤劳倦者，十居七八，然则亦十中补其七八矣。其立治方，又有补散、清补、峻补、温补，然则偏补无疑也，又谓宁可过于补，不可过于清，然则又专意在补虚为务矣。总不念及病邪之凶暴，是岂可以为法耶？况仲景论内亦有补法。原为虚人之治者，止有补阳之方，而未闻有补气、补血之条也。止有用着人参、附子，何曾用过熟地、当归以为补乎？自古发散之剂，止有轻清补阳之药，未有用重浊补阴之药也。原伤寒表证，乃阳虚阴盛之证也。阴既盛，而又补阴耶？

吾谓古云伤寒无补法，是无补气、补血之法。而景岳反常用补气、补血之方，岂非叛古而误今哉？景岳之误，举世不省者。原以为补虚之法善，人所乐从也。今人常虚，人易信也。又谓半散半补，以及补正可以除邪，谓行王道而稳也。散邪攻毒，谓行霸道而险也。谁敢试其险而不从其稳哉？总不思留祸养痈，虽日杀万人，而不知从补之误。所谓一言遗祸，流毒万世，良有以也。予虽反覆①辨论，人亦未必信从。但请细思伤寒补气、补血，乃景岳一人之见已。而伤寒无补气血例，乃《内经》、仲景之大法也。设使景岳果系圣人，则当从。若犹凡人，则当改途易辙，毋为其误乃可。

---

① 覆：同"复"。

七、辨景岳虚人始病不虚人则不病

予初读景岳，有谓"虚人始病，不虚人则不病。然则病者皆虚，皆当从补之说"，吾亦以为铁板格言。于今思之，均不足信。如谓虚人始病，然则患病者皆虚人矣。何以有平生虚弱而终身竟无病者？又如不虚之人则不病之说，亦不尽然。予见壮盛之辈，患伤寒不少，亦不闻止因一虚而招病者。然则不虚之人亦有病也，景岳之言可尽信乎？予断曰：病不病，不尽关虚不虚。凡伤寒者，其人先已有病，而后再招风寒耳。至于治法亦不必问其虚不虚，但问病邪重不重。若重则宜急攻其邪，急攻其邪，即是保元气矣。

八、辨景岳补阴益气煎

近来时医多习景岳。凡遇伤寒，多谓今人常虚，多从补散，以为平稳。谓伤寒气虚者，用补中益气汤为主；血虚者，以补阴益气煎为先。吾实不解其将何以定其为血虚、气虚也？将谓其脉细微，为气虚乎？然伤寒脉细，是名阳证阴脉，即系阴阳两感，宜用麻黄附子细辛汤矣，补中益气何能治乎？将谓其脉浮虚，为血虚乎？然太阳之病，其脉浮虚，即系中风之证矣。宜用桂枝汤，或加人参是也。以补阴益气何能治乎？吾实不知景岳，以何法而辨太阳表证，而分其气虚、血虚也。且太阳表证，例系阳虚阴盛，千古铁板定例之矣。若用补中益气汤，犹系阳分之药以补其阳，犹近理也。若以补阴益气，以当归、熟地之阴药而治阳虚阴盛之证。不亦谬乎！又或以初病，汗多、又①手冒心、其身振战为气虚乎？夫汗多振战，仲景有桂枝甘草汤，以治其阳虚之方矣，亦非气虚之例也，补中益气之方未尽合也。不思太阳外感之证，本系阳虚阴盛，又岂有阴虚之理，而合补阴益气汤之证乎。此乃凭空白②拟之法以误后人。吾故谓景岳以外感之阳虚、阴虚误为气虚、血虚，观其用补中、补阴之二方，亦可知矣。即如补中益气之方，原谓阳药可以益气。但景岳补阴益气煎，乃是阴药，何以亦云益气乎？然则阳药可益气，阴药亦可益气。是谓阴阳之药皆可以益气无理矣。且补中益气，与补阴益气，为内伤之方则可，为外感表证之方则有误无益。

凡今之医者，于外感三阳之证，常常用着补阴益气煎，乃景岳误人之方也。即如景岳之理阴煎、大温中饮、三阴煎、五柴胡、金水六君等方，皆用当归、熟地阴分之药，而云外感之用。今人亦照用之，习而不察，为害甚大。此景岳之过可胜数哉。

九、论景岳五柴胡饮③

仲景所立小柴胡汤，专为和解少阳之剂也。少阳一经，处于表里之间寒热未定其偏，表里未定其位。故方中之药料，有清有补，有降有和，仍预加减之法为其杂病独多之故。然而重用柴胡者，专在大平少阳之木气，免其克土而妨其传入太阴之

---

① 又：此处底本字迹不清，五云楼版为"了"，四美堂版为"又"，《伤寒论》原文中有"其人又手自冒心"推断此处当为"又"。

② 白：文意不通，疑为"自"之误。

③ 八九篇之间，四美堂版有一页误入，二十六页与二十五页排版错误。

意也。

陶节庵之加减柴胡汤，加芍药，或加葛根，尚系不失仲景本来之题目者。唯景岳张氏新方，竟以柴胡之名增七八方。内中一柴胡直至五柴胡，似以五方而配五脏之意者。不思外感之病，止责在三阳，何得责在五脏？柴胡一药，专治少阳之外感，断不治五脏之内伤。少阳一证，止有传经而来之热实，断不有自病之寒虚。少阳之剂，止用着大黄、芒硝，断不用细辛、附子。而且仲景论内，果有少阳之证，始用柴胡。太阳阳明之证，犹不敢用者，虑其引入少阳之故也。今景岳所立五柴胡方，为治少阳外感之邪。则不应配五脏之数，而用五脏之药，为治五脏内伤耶！

五脏何得有柴胡之药，大不通也。即以其五柴胡饮五方而论：如一柴胡用生地，生地者，肾脏滋水之药也。凡外感之病，上①病在足少阳经，断不关于肾也。一柴胡者，谓肾经而有少阳之证耶，谓少阳经而波及肾脏耶？二柴胡用细辛，细辛者乃阴经驱寒之药也。岂可以三阳之证，而用三阴之药耶？且以柴胡之药而配细辛，但问为治阴耶、抑治阳耶？仲景论内未有此例也。景岳为见节庵九味羌活汤内用之，亦效之而不察耳。三柴胡应为配肝脏之数，所用熟地、当归，以补肝经血分之药乎。夫既名柴胡为有少阳之病，何以补及肝虚乎？肝脏亦有外感乎？外感之邪亦入于肝乎？止闻外感有少阳之证，连及厥阴。未闻少阳而有肝虚之证也，何也？少阳一经之病，必使木势过强，虑其克土。治法以平肝不暇，反用补肝耶？四柴胡

---

① 上：此处底本字迹不清，根据五云楼版、四美堂版订正为"上"。

饮，内系柴胡参草生姜①。此乃仲景本有此药者，独加当归一味，而以四数为名。吾不知其所以，但当归者补血之药，据其注谓劳倦外感，没有六脉细数，正不胜邪而用者。但思虚人外感，岂独感于少阳，而何独用柴胡耶。脉既紧数细微，又焉知不是三阴之证，而独服柴胡二三钱，不虑其延迟日数，而致变病乎。五柴胡用及②熟地、当归、白术③、白芍补气血之品，竟似内伤调养之剂。但有柴胡，即云外感之药。夫柴胡仲景取之独治少阳，而景岳取之通治一切外感。吾不知凡属外感，皆感少阳而不感太阳阳明也乎？

于今之世，一切风寒外感，医者习景岳，则必以柴胡为首；习节庵者，则必以羌活为先。吾谓治外感，宁可用羌活，不可用柴胡也，何也？外感之证，太阳阳明为首而又多，少阳为后而少。未传少阳，例禁柴胡也。若开手即用柴胡，吾恐太阳阳明被其引之而传入少阳也。至于外感用补剂，仲景止用参、术、姜、附而已，未闻用到熟地、当归。今人用熟地、当归，是效景岳而来者也。但熟地、当归内伤之药，施之于外感，既非先圣之法程，后之学者切勿执为定法，仍须斟酌乃可。即此五柴胡如此论来。是是非非亦当细核。倘谓古人有书可信而尽信之，为古人所误，不如无书为愈云尔。

① 生姜：原书作"生羌"，为"生姜"的别名，今据药典改。
② 及：此处底本字迹不清，根据五云楼版、四美堂版订正为"及"。
③ 术：此处底本字迹不清，根据五云楼版、四美堂版订正为"术"。

十、论熟地

今人不拘内伤外感，常恃熟地以之为君，将谓其有大功用也。依愚计之，不多见其功也。即据《金匮》三百余方①，独于肾气丸用之，《伤寒》百余方未之用也，显见伤寒外感与熟地不相宜也。何也？夫熟地肾经药也，外感之病，止有波及于足少阴，断无感于肾脏之事，固不宜用。且外感之证，乃阳虚阴盛之病，宜汗之则愈者也。阳既虚，阴既盛，何以又须熟地以补阴？无其理也。是则熟地不宜于外感，止可宜于内伤而已。然愚计内伤之证，犹不宜者也。即如失血咳嗽之内伤，有二证：一由肺肾损伤，谓之真内伤；一由风火蓄郁，则谓之假内伤。如真内伤原系难医，可治者少，而胃气必伤，再以熟地之甜腻滞其胃气，不速其死乎？故谓真内伤用熟地，未有一生。又如假内伤，蓄热而来，胃中有火，再恃熟地甘温以生热，其死亦不速乎？故谓假内伤之用熟地，无有不死。此又可知外感忌熟地，即内伤亦忌熟地矣。或曰：然熟地竟无用乎？予曰：不敢没其功。如肾气虚、如肾气丸，则有功也；妇人血虚、胎前产后，则有功也；凡内伤之胃口无损者②，用之亦有功也；病后胃口既开，血气未复者，用之有功也，即此数种可恃其功。倘谓外感之证，望其补正除邪，则为景岳所误者不少矣，学者亦试察之。

---

① 《金匮》三百余方：据张家礼、陈国权主编的全国高等中医药院校研究生规划教材《金匮要略理论与实践》一书的统计，《金匮要略》中的方剂为205首，故此处当为笔误。

② 者：此处底本字迹不清，根据五云楼版、四美堂版订正为"者"。

十一、附论景岳痘科

夫景岳之偏补忌清，不止伤寒一道也，即痘科一道流弊更大。吾具救世之心，略更言之于后。痘疹一症，古人以疫名之。原非尽善之症，故有顺、险、逆三者之分。顺者不须治，逆者不能治，所可治者，止为险症一途而已。既称为疫，又名为险。善治则生，不善治则死。量非轻平之剂、浅术之辈所能辨也。是以各家痘书，伎俩不同，立方有异，然未有不重在攻毒也。何也？痘症之死者，唯此一毒字也。伤寒之热邪，由太阳而入于阳明。痘疹之热毒，由少阴出至阳明。痘疹之热，甚于伤寒之热。吾见痘疹之药，重逾于伤寒之药十倍，始能胜病，此屡验者也。不意景岳论痘，步步顾盼其虚，而不虑毒之死人甚于虚者百倍，而反视毒字为儿戏。如《传忠录》景岳论时医有曰：小儿痘症发热不必疑也，唯是热甚而毒甚者，则不得不清火以解毒。然必有内热真火脉证，方可治以清凉，此不过十数中一二人耳。然则景岳以痘疹之证，热毒者甚少也。何以吾见十不存五之凶者，数次矣，且见一百之中，无一而不热盛者，唯种痘者则平顺为多而已。又谓：热毒甚，不得已始用清凉。然则景岳治毒而用苦寒，亦甚少矣。

何以吾见蔡庆初①治热毒之痘，用至大黄、川连各十两，另苦寒佐之者不下十斤。且目见其治愈者，两年之间，约有五十余人。设使专信景岳止用清凉，彼数十人中能有一存者乎，但不知景岳以清凉治热毒，为治顺症之热毒，抑治险症之热毒而

---

① 蔡庆初：莞城名医，陈焕堂曾师从其学习。

已。虽未言明，然既名热毒，即不险而亦近于险矣。若但以清凉之药为治，岂不近于儿戏乎！况景岳以清凉治痘症之热毒系《传忠录》辨论时医之言。无怪今日之时医动以清凉为正法，反谤庆初重用苦寒，目之以为时医宜矣。愚思以清凉治热毒，比之持小刀而砍大木，济乎否？转念景岳之书，盛传天下百年矣。无一轻议者，意必有所长也。以愚忖之，景岳或长于内伤，必短于外感；或长于杂症，必短于痘科。然以景岳之才，愚何人斯？敢议其短，能免千人所指乎。但思圣人之言曰：好而知其恶；又曰：众好之必察焉。知此意者，可以读古人之书，可免古人之误。况凡百病，唯伤寒外感与痘疹独多。病之凶险，亦莫如伤寒痘疹之速。至治病而虑贻误，又唯伤寒痘疹之莫测。因景岳伤寒痘疹非其所长，故轻口论之，此亦救世之心重。自顾之心轻，甘冒狂妄获罪前贤，亦不甚惜。

十二、原谤

客有谓予曰：子辨驳陶张二子之言，亦既多矣，无宁口过乎？且以子心问心，医道信得过否？予曰：所辨二子者，为伤寒一道耳。非敢轻论二子医学长短也，唯伤寒一道，彼二子均从《内经》、仲景而来。予所习者，亦从《内经》、仲景而来者。因见二子所论之伤寒，其道不同故也。念二子才学，断不能胜于《内经》、仲景，既不胜之，而敢易之变之，是以可议也。然二子名传天下数百年矣，今之医者奉之以为神明久矣。予虽鸣钲击铎①，排门逐户，高声疾呼曰：张陶二子之伤寒误

———————

① 铎，古代乐器的一种。

人者也。人不瞪目指予骂予，亦幸矣！有肯信予之言者哉！唯予具救世之心，不得已而辨耳。然翻人成案固难，况翻名人之案更难。故以《内经》之伤寒如此，仲景之伤寒亦如此。随见节庵之伤寒小变者不如此，景岳之伤寒又大变更不如此。两两对核，而确见二子之谬矣。差可自信，故以逐款①逐节论来，不觉言之多而复矣。予言虽多，论之果是。可免后人之误，何虑口过乎？且凡医书作者之心，未有不具利②人之心，未有甘于误人之理。其或执意过偏，果有害人之说，亦未有不欲后人挽正也。如景岳论子建有误世之言，数而骂之。且曰：子建子建，如汝有灵，亦当谢予之不暇云者。然则景岳果有偏见误人之说，见予辨之，亦当善予谢予之不暇。尚敢怨予恨予耶？予唯愿后贤测予所辨之是非，或者尺有所短，寸有所长，亦不可量。予果又偏，亦望后人辨予驳予，予敢不谢之乎。

或曰：以子才学辨论前贤，宁无不自谅乎？予曰：诚然。但以二子之平庸，敢议仲景，予亦可谬以庸愚而驳二子。苟二子果无可议，予何敢议？有可议不关误后人，予何必议。因二子果有误后人之说，予故驳之。且予纵不驳，亦能免后人之不驳乎。

---

① 款：原文为"欵"，同"款"，径改。
② 利：此处底本字迹不清，根据五云楼版、四美堂版订正为"利"。

第四卷　伤寒引正上

◎引正序

　　引正者何？欲引后学，归于仲景之正传也。百凡病证，唯伤寒外感之证为多。先师之伤寒一书议论风寒之证，又独详备。后世医家，果能人人习仲景之书，遵照仲景之正法正方，医治伤寒外感，一贯可通，自无难题，且大利便①。总因古人词义深古，庸浅之辈，欲速之流，原难习用。自宋之世，始创注解，继之注者，百有余家。无非断章释句为义，可使专功之人明，而不能使欲速之人用。即如《外台方议》②《伤寒百问》③不过释疑问难为题，止可对近道者言，而不能向初学者说。即如钱仲阳④，乃宋代明医，犹云不精伤寒。可见伤寒一科，原非易学可知也。至及节庵、景岳，议论症治，浅白易学。其如均

---

① 大利便：东莞方言，寓意极方便，代表"好"。
② 《外台方议》：《医宗金鉴》引用过此书中内容，查无此书，当为《内台方议》，即明代许宏所著《金镜内台方议》。
③ 《伤寒百问》：朱肱最早撰著的伤寒类医书，三卷，此本已佚。
④ 钱仲阳：原文为钱仲杨，径改。钱乙，字仲阳，宋代东平人，是我国宋代著名的儿科医家。

以背畔^①仲景之治法以为能，竟使学者由此而失其正治正方。

近有《伤寒大白》^②一书，编列各症，遵经引证，可称善本。然而治法、治方亦不能出节庵之陋习。从不见有议论六经证候透彻，阴阳表里详明，可使学者易于入门之书。是以世人少攻仲景伤寒一道，实无正师，无怪世医。凡治伤寒不能画一，各逞各巧，各称各是。反以病者为试药之区，如有一症，虽聚十医，亦不能有同指病名，同用某方者矣。予故谓近来伤寒外感，多非正治，亦因少习正书之过也。我朝廷颁发《医宗金鉴》，一切杂症论治，固然精妙。至于《伤寒》一书，注解议论，高出千古。凡属医家，理宜仰副^③盛朝颁发之初心，人人专习之可也。何以近来仍少遵颂伤寒之书，多因卷页繁多，欲速之辈仍难习用。亦明知其为夜光，亦不得已等之鱼目。予因专习有年，颇得其窍，不欲自私，诚欲公诸后学。是以此卷先论仲景所以而为伤寒立论，所以而为伤寒治法，再将六经经脉证候，表里阴阳，大宗题目，逐项分开，详论透彻。欲使学者易于入门，临证设方，胸有绳墨，且其所用均系正法正方，故以名其书曰引正者在此。

东莞陈焕堂自序

---

① 畔：古同"叛"。

② 《伤寒大白》：清代秦之桢著。

③ 仰副：仰，切望；副，符合。

一、不识伤寒不能精治外感论

予见世医，以为南人无伤寒。所有者，皆早暮之风寒外感，自以为外感必轻于伤寒。因而少习仲景之书，不识三阳证候。凡遇风寒证候，不拘伤寒中风，均以外感两字为名，不分经，不问症。习节庵者，则以九味羌活；习景岳者，则以诸柴胡；其余则以小柴加减、败毒、参苏等方，轻剂缓药，纷投杂进。是乃和解夹杂之剂，从不用着发表和营之正法。更有可笑者，遇表证，则以半表半散；遇里证，则以半补半清，反为明公。其中非无见效，然而应汗不汗，应吐不吐，延绵而死者，谅亦不少。此等之死为伤寒死乎？为外感死乎？俱不可知①。是则伤寒可以死人，外感亦可以死人，莫谓伤寒始重，而外感则轻矣。原夫人身皮毛之内，则有经脉。经脉之内，则有营卫风寒伤人，不伤其营，则伤其卫，断无总不伤及营卫之理。设使营卫不伤，固不可名为伤寒，亦不可名为外感矣②。是则伤寒有营卫之证，外感亦有营卫之证。伤寒当辨风寒，而外感亦当辨风寒。伤寒有三阳证候，外感亦当有三阳证候。吾固谓不读仲景，不辨三阳证候，即不能医治伤寒。既不能治伤寒，亦岂能精治外感乎？

予谓凡属医家理应熟读识仲景，所识六经表里阴阳，定例证候，始能分辨某证，是人某经，某证属表，某证属里，某证属阴，某证属阳，然后能定本证、合证、杂证、变证、误治坏证。盖不说病，而云证者。是一定之证，犹云证据之义。然

---

① 页眉批注：外感亦不可忽略。
② 页眉批注：开世人多少见识。

则伤寒称证，外感亦当称证，不识证以何而定为伤寒，又以何而指为外感，今予首将六经表里阴阳，撮总分门，可使学者读熟。先识伤寒，自然精治外感。

余固云外感者，即伤寒之别名。原同一类，不可分为两证也。治则同法，药则同方。但分轻重浅深而已。然伤寒之中，宁无轻重浅深之证哉！总当视之为一可也。

二、论腑字

《内经》曰：人之伤于寒而为热病也。未满三日，不入于腑者，可汗而已。既满三日，已入于腑者，可下而已。此两个腑字，自古以来，皆指三阴之阴字而言也，何也？因经又有曰：伤寒一日，太阳受之；二日，阳明受之；三日，少阳受之；四日，太阴受之；五日，少阴受之；六日，厥阴受之。是以人以三日之前为三阳，三日之后为三阴矣。故昔人皆计日而定其汗下，是则以腑字专指为三阴。谓前三日宜发汗，后三日宜攻下，由来久矣。苟若果以腑字为三阴，则《内经》当曰：未满三日，可汗而已。既满三日，可下而已，亦足矣。又何必言未入于腑①？与已入于腑这二句乎。此二②句人多忽③略耳。这二句、这二个腑字，乃指阳明胃腑之腑字而言也④。自古及今，唯仲景知之，而特未明言之耳。予何故谓仲景知之而未言，因

---

① 原书页眉批注：足见看书精细。
② 二：此处底本字迹不清，根据四美堂版补充"二"字。
③ 忽：此处底本字迹不清，据五云楼、四美堂版订正为"忽"。
④ 页眉批注：见解（通"解"）独真。

观仲景论内,三阴可下之证,皆用大承气汤。于可下诸条,皆现出阳明腑证模样,故以知仲景知之,但未言明者。盖以大承气汤者,乃阳明胃多气多血之腑,始堪承受此等大耗大破之剂①。即虽阳明经证、阳明热证,犹不应用。何况三阴柔嫩之脏而能受其推荡耶。或曰:邪传三阴,则三阴当病。何故而攻及阳明之腑乎?予曰:阳明之腑,滋阴百骸,虽十二经,莫不受其恩赐。所以三阳三阴,邪重病深,皆可传入阳明。有如众子被祸,莫不投奔于母之类②。虽有专经受病之脏,亦莫不波及胃腑。故凡传邪传入三阴,不曾传到胃腑,止得称为三阴之热证,仍不得称为三阴可下之证也。仲景所设大承气汤,急下之症六条,派在阳明、少阴、太阴三经之内。然则三阴三阳,俱有可下之经。但三阴之内,未得皆有可下之证。故厥阴一经,仲景未立可下之条,亦可知也。可见《内经》曰:已入于腑者,可下而已之言。决非指为已入于三阴而云可下者,是必为已入于阳明胃腑而始得云可下无疑,然则两个腑字是指明胃腑之腑字,当无疑矣。

三、论仲景之伤寒补《内经》之未逮

自有《伤寒论》以来,人知仲景补《内经》之未逮,岂知仲景止以《内经》二节七十四字,而能详出伤寒三百九十余证乎。如《经》曰:人之伤于寒而为热病也,即此十字,仲景采之以作伤寒之总纲者也。《经》曰:未满三日,不入于腑

---

① 页眉批注:惯用承气者当识此。

② 页眉批注:此宜留意。

者，可汗而已；既满三日，已入于腑者，可下而已。这二十六字，仲景采之以作伤寒之总治也。如正治、误治，皆由此而来矣。《经》曰：伤寒一日，太阳受之；二日，阳明受之；三日，少阳受之；四日，太阴受之；五日，少阴受之；六日，厥阴受之。这三十八字，仲景采之以作伤寒之总症者。如正病、合病、坏病、杂病，阴阳表里，浅深顺逆之病，莫不由此而来者，即此共七十四字，而成伤寒全套工夫。

吾试详之。吾想仲景意，谓伤寒者，初因人为风寒所伤之病耳。经言：人之伤于寒而为热，倘人之伤于风，更可以为热也。如人之伤于寒而为热，宁无伤于寒而不为热者乎？夫伤于寒而为热，是指传经之伤寒，乃热证者也。伤于寒而不为热，乃不传经之伤寒寒证者也①。故仲景又将风、寒、热三者，预为伤寒之总因。如伤寒、如中风、如风温、如中热，急温、急下等类，三百九十余证，莫不因此三者而成也。仲景又立表、里、阴、阳四者，为伤寒之辨证。凡有诸证，皆可即曰表、曰里、曰阴、曰阳，此四者而分也。凡立麻黄汤诸条以治伤寒；立桂枝汤诸条以治中风；至于表寒而传经者，立麻黄汤、葛根汤等条以散之；里寒而不传经者，有四逆汤、白通汤、附子汤等条以温之；又表热宜发表，则有麻黄、桂、柴、葛；里热宜清里，则有白虎、承气。如此等证、等方计有数十条。是从《经》曰：人之伤于寒而为热病也，这十个字之中，而横推直想得来也。

《经》曰：未满三日，不入于腑者，可汗而已②。即此十三

① 页眉批注：如此推想极见灵机。
② 页眉批注：皆说未满（五云楼版为"漏"）三日之症。

字耳。仲景论之曰：人伤于风寒，未满三日。有病之轻者；有病之重者；有病在太阳阳明；或有病在少阳；有脉若静，不传经而愈者；有脉若紧，即传经而不愈者。况未满三日，尚在三阳，本不应入于腑，而可汗亦当虑其竟入于腑，而反有可下者；或不入于腑而应在表，或不入于腑而亦不在表者，或在上，或在下，或在中，或在半表半里，如此等证，固不可下①，且又不可汗者。其奈之何，故仲景立麻、桂、柴、葛，预治其未入腑而可汗；立调胃承气，预治其竟入于腑而可下；立瓜蒂散、栀子豉等汤，治其未入腑而在上者；立五苓散、十枣汤、抵当汤，治其未入于腑而在下者；立大、小陷胸汤及诸条泻心汤，治其未入腑而在中者；立小柴胡汤、黄连汤，治其未入于腑而在半表半里者。

即使未满三日，未入腑者而可汗矣，仍须量其大汗、小汗、微微似汗之分。又或可汗而夹热，可汗而夹寒，又或可汗而过于汗，或未可汗而误于汗，不可不辨②。如可大汗，则有麻黄汤；可小汗，则有桂枝二麻黄一汤；可微微似汗，则有桂枝汤、麻桂各半汤；如可汗而夹热，则有麻黄加石膏汤、麻杏石甘汤、大青龙汤、阳旦汤、越婢汤、桂枝加葛根汤、葛根汤；可汗而夹寒，则有麻黄附子细辛汤、小青龙汤、麻黄加附子汤、桂枝加干姜汤；至于误汗而亡阳，则有四逆汤、附子汤；误汗而阳虚，则有桂枝人参汤、桂枝加附子汤；误汗而致叉③手

---

① 　页眉批注：如此辨证之清深细异常。

② 　页眉批注：辨证至此更细甚。

③ 　叉：此处底本字迹不清，五云楼版为"义"，根据前文注释，当为"叉"。

冒心，则有桂枝甘草汤；误汗而振振欲擗地，则有真武汤；误汗而遂漏不止，则有桂枝加附子汤①。其余可汗而已，或可汗而不已，亦当细论。故仲景立此等证、等方数十条，是从《经》曰未满三日，未入于腑者，可汗而已，此三句共一十三字之中而来者。

又《经》曰：既满三日，已入于腑者，可下而已。意仲景曰：人患风寒，既满三日，应入于腑者，或至五六日始入于腑者，或至八九日，十三日仍有不入于腑者，有轻有重，或愈或不愈，均不可量。况既满三日，当入于腑而不在表，或未入腑亦不在表，或在上，或在下，或在中，或在外，亦岂可定。且夫患病，既满三日，比那未满三日者，表里轻重又大不相侔。故仲景预其已入于腑者则可下，故设大小承气汤；预其或未入腑而尚在表者仍可汗，故以麻桂柴葛等汤；但既满三日，尚未入腑，其邪在上如咽喉肿痛，立桔梗汤、甘桔汤、半夏汤、苦酒汤；其邪在中，胸中痞硬，则立大小陷胸汤、诸泻心汤；腹痛而吐痢，则有理中汤、四逆汤、小建中汤；其邪在下而蓄血，则有桃花汤、桃仁承气汤、抵当汤；其邪在下而致挟热痢，故立葛根黄芩黄连汤、桂枝人参汤、白头翁汤、猪肤汤、桃花汤；其邪在中而有烦不得卧，故立黄连阿胶汤、栀子②豉汤；其邪在外发为黄疸，则立麻黄连翘③赤小豆汤、栀子柏皮汤；湿热在内，则立茵陈五苓散、茵陈汤④。此等方证数十条，

---

① 页眉批注：看治法更精详。
② 栀子：原文为"枝子"，据药典订正为"栀子"。
③ 连翘：原书作"连乔"，为"连翘"的别名，今据药典改。
④ 页眉批注：此六七行皆就三日后未入腑者而言。

皆从《经》曰：既满三日已入于腑者，九字而来。

至于经云：可下而已者。仲景曰：夫病既满三日，已入于腑者可下矣。但可下二字，仍当分辨。如可大下则宜大承气；可小下则宜小承气；可微和胃气则宜调胃承气；其或宜用大承，先且试之以小承；或应下而不敢下，则用导法，或蜜煎导，或猪胆汁导、土瓜根导之类是也。其余脾燥干涸宜脾约丸、麻仁丸之类是也①。或宜急下或宜缓下，通由可下二字，而生巧变化出来者。且可下之义，不止邪热入腑为可下。即如蓄②血亦为可下，水饮停滞亦为可下，大便谓可下，小便亦谓可下。如桃仁承气汤、抵当汤是血可下者；大陷胸汤、大陷胸丸是热可下者；十枣汤是停水可下；三物白散是实寒可下；大便可下宜承气；小便可下谓五苓。

设使可下而过于下，未可下而误于下，下后挟热痢，下后痢不止，下后亡其阴，下后寒其胃，一一有症，一一有方。如误下成结胸，专立大小陷胸汤、陷胸丸；下后挟热痢，立葛根芩连汤、桂枝人参汤、白头翁汤；下后痢不止，赤石脂禹余粮汤、桃花汤；下后亡阴则有炙甘草汤；下后寒中则有理中汤、附子汤、真武汤、四逆汤是也。至及可下而已、可下而不已，仲景莫不道及。已上方证数十条，非由《经》曰：既满三日，已入于腑者，可下而已，这三句一十三字中生化而来者欤？

又如《经》曰：伤寒一日，太阳受之。仲景于太阳二字，

---

① 页眉批注：用诸承气是责在胃，用脾约麻仁责在脾。

② 蓄：原文为"畜"，通"蓄"，径改。

言出太阳一经之步位①，自头至足，倘受风寒所伤，故见其应有之症；再将受之二字，详论出受之之形，或受寒，或受风，或受热，或受之在表，受之在里，受之在上，受之在下。受之轻，受之重，于是立证立方以治之。如太阳受寒则用麻黄；受风则用桂枝；受热则用阳旦汤、麻杏石甘汤；受之在表则用麻桂；受之在里则用五苓太阳水蓄；受之膀胱之前则用五苓太阳便涩②闭；受之膀胱之后则用抵当太阳蓄血；受之在上则有瓜蒂散、栀子豉等以吐之；受之在下则用五苓、十枣、抵当、桃仁等以利之；受之在中则用诸泻心汤以解之。至于误治而变证，或结胸或痞满，或亡阳或其气上冲，凡有其证，必预有其方。此太阳一经之内，仲景所言方证，均从太阳受之四字而出者③。

《经》曰：二日阳明受之。仲景亦必先论阳明一经步位应有之证，次言阳明受之之形。凡阳明一经，所病皆热。外来者是从太阳郁热传入，内生者是由少阴郁热传出。阳明从无初受风寒之例，即有风寒之证，乃系太阳未罢之风寒耳，非阳明之正病也。正病者，有太阳阳明、少阳阳明脾约大便难、正阳明之别胃家实。仲景立葛根汤，是治阳明之经证，仍夹太阳未罢之故。如葛根汤，全系太阳之药，可知仍系太阳之表邪传来。而未罢者也，立诸承气汤、白虎汤，是治阳明之腑。经即为表，腑即为里，故阳明有经腑之分，其受病与太阳自殊。然亦有内外之别，如在外者为黄疸，在内者为干枯，为痞满、实燥，为

① 步位：犹位置。引《朱子语类·卷十六》："大率人难晓处，不是道理有错处时，便是语言有病；不是语言有病时，便是移了这步位了。"
② 涩：此处底本字迹不清，据五云楼版订正为"涩"。
③ 页眉批注：太阳证治法。

湿①热、谵语、潮热、大便闭结、小便短赤、大渴消水之类，此乃阳明受之之证也②。故仲景立麻黄连翘赤小豆汤、栀子柏皮汤治阳明受之在外者，立白虎汤、茵陈汤、猪苓汤是治阳明受之在内者，立人参白虎以润燥，立大承气以治痞满燥实，立小承、调胃以治潮谵闭结，立猪苓以治渴，立麻仁以治燥，此一经之方证数十条，皆从阳明受之四字而来也。

又《经》曰：三日"少阳受之"四字，仲景将少阳一经受病，应有之症，逐一指陈。如受之在上则见目眩耳聋、口苦喜呕；受之在中则有痞满胁痛；受之在下则见腹满下痢；受之在表则见寒热往来；受之在里则见惊悸呕恶、或痰或咳。仲景立小柴胡一方，统治诸症，随症加减，缘此经系在半表半里。凡汗、吐、下皆在所禁止，以和解之法，以通治之。然亦不能执定古板治法，仍要随人变通③。尚有表里之分，如表盛恶寒兼太阳，有用桂枝柴胡干姜汤、柴胡桂枝汤，亦为汗法也④。如里热盛极潮热兼阳明、谵语、便硬有用大柴胡汤、柴胡加芒硝汤，亦为下法者⑤。是仲景又系诲人圆活变通者也，此从少阳受之四字来者也。

《经》曰：四日太阴受之。太阴之脉，自足上腹，至于嗌，乃纯阴之脏。寒证独多，而热证甚少。此经受病，在上则吐；受之在下则痢；受之在中吐而且痢以及腹满胀痛。故仲景立理中汤，为太阴寒证统治之剂⑥。太阳证，医误下之传入太阴

① 湿：此处底本字迹不清，根据五云楼版、四美堂版订正为"湿"。
② 页眉批注：阳明经。
③ 页眉批注：少阳证，阳明少阳俱有痞满，太阳误治亦有痞满。
④ 页眉批注：治法。
⑤ 页眉批注：阳明证乃有潮热谵语便硬。
⑥ 页眉批注：太阴证治法。太阳表邪方盛而误下之，于是阳邪乘虚。

者，是为阳邪，故立此桂枝加芍药汤、加大黄汤，是治阳邪腹满胀痛者[①]；立理中丸、四逆汤辈是治阴邪腹痛自利不渴者；至于寒格则立干姜芩连人参汤[②]；腹满呕恶则立朴姜半草人参汤。此经本病，止有数条。若是太阴证，或见发热、或见身痛是为标病，仍以桂枝汤，先解其表；后用四逆汤，以温其里。可知太阴一经，亦有阴阳表里之分，此上方证之论，仲景是从太阴受之四字而来也。

《经》曰：五日少阴受之[③]。少阴之脏，阴极阳生，水火之脏，有寒有热，有内真寒外现假热，有名曰亡阳，有名阴盛格阳，皆此经之症也。其经自足上腹，上抵咽喉。受病在上，口燥咽干、咽喉肿痛；受病在下则有泻痢脓血清水；受病在中则有腹痛烦躁不得眠，或时时欲寐。然有阴阳迥异，仲景备方，寒热不等。如受病在上，咽喉肿痛，阳证则有甘桔汤；寒证则有半夏汤、苦酒汤。寒证下痢，完谷不化，则有四逆汤、附子汤；热证则有猪肤汤。便脓血则有桃花汤，下利纯清水则以承气汤。心烦不得卧则有黄连阿胶汤，发热欲寐则有麻黄附子细辛汤，发热脉微则以四逆汤。阳证发厥止以四逆散，阴证发厥则以四逆汤。此经阴阳莫[④]测，仲景详治之，皆从少阴受之四字来也。

《经》曰：六日厥阴受之[⑤]。厥阴之脏，阴阳夹杂，其脉

---

① 页眉批注：入陷所以见腹满胀痛之病。

② 页眉批注：少阳证亦有腹满呕恶。

③ 页眉批注：少阴证。

④ 莫：此处底本字迹模糊，据四美堂版订正为"莫"。五云楼版为"草"，与文意不符。

⑤ 页眉批注：厥阴证。

自足上腹，环绕阴器，上系舌根而循喉咙。受病在上者则有舌卷、有喉痹①；受病在下者则有下痢血脓少阴亦有此症、阴囊或缩；受病在中者，其或腹痛，或烦躁或吐蛔，或干呕，或消渴，夹杂之症最多，阴阳淆混②。仲景厥阴立方，不过数条，治寒者吴茱萸汤；治热者则有白头翁；寒厥则以四逆汤、当归四逆汤；热厥则以四逆散、大承气汤。至于寒厥、热厥，毫厘千里，仲景亦言之再三，随人以通变及有脏厥、蛔厥之名，所立乌梅丸方，寒热夹杂之药，专治寒热夹杂之证。知通变者于热证则减少热药，于寒证则减少寒药。仲景又于此经，预人核辨阴阳之条，如蛔厥、干呕、热气冲胸、喉痹、口糜、下便脓血、消渴饥不欲食，此为阳也；如肤冷、寒中、脏厥、除中、下痢、躁厥、头疼，此为阴类。此治法皆从厥阴受之四字来也。

吾③想《内经》所说六经，每经止说六字。仲景将此六字，必推详透彻如此。仲景仍复据理推测，合病、并病、阳与阳合、阴与阴合、又阳与阴合如此等条，不可胜数④。仲景有明言者，有不明言者，又在读者之善会而已。如明言者，太阳与阳明合病，所立葛根汤、葛根加半夏汤；太阳与少阳合病，所立黄芩汤、黄芩加半夏生姜汤；三阳合病，所立白虎承气等汤，各论是也。至阴与阴合，仲景而未言明者。如厥阴应厥，少阴应利，倘厥而且痢，是少阴合厥阴也。太阴应有吐痢⑤而无厥，

---

① 痹：此处底本字迹不清，根据五云楼版、四美堂版订正为"痹"。

② 页眉批注：少阴亦有腹痛烦躁，阳明证亦有消渴治法。

③ 吾：原文为"吾吾"，考虑应是重复，故订正为"吾"。

④ 页眉批注：以下论阴阳合病治。

⑤ 痢：古称滞下，为里急后重，利下赤白黏冻之痢疾。

倘吐利①而兼厥，是太阴合厥阴也，岂非阴与阴合欤？仲景所设三阴名下之方，如少阴例用附子汤，厥阴例用当归四逆以及吴茱萸，太阴例以理中。至于四逆汤，三阴皆用。然则三阴合病，当用四逆汤矣。又如少阴合太阳，则麻黄附子细辛汤；太阳合少阴，则四逆汤；太阴合太阳，先以四逆汤温里，后用桂枝汤攻表是也；少阳合厥阴则以四逆散；阳明合太阴则以大承气。其余太阳转入太阴，则有桂枝加芍药汤、桂枝加大黄汤，等条皆阳与阴合者也。论内凡言先以四逆，后以桂枝数症，亦皆为阴阳相合者也。仲景又再推及温证、暑证、痉湿、霍乱等症是皆伤寒同类，亦皆列入论中②。

千古以来，误认经者，以此等症意为类乎伤寒，而皆不知为伤寒之类者也。仲景论中有曰太阳中暍、有曰太阴病痉、有曰太阳病温，是为伤寒之名。③有用人参白虎汤，有用四逆汤、理中汤、猪苓汤是皆伤寒之方。此等证候，又入伤寒之书，焉得而非伤寒之类乎？但治不同，在人分辨而已。论内在所立坏证方证十余条，或用麻黄升麻汤、柴胡加龙骨牡蛎汤、桂枝加桂汤等，皆为三阳误治留连日久。犹在三阳之证者，以上一切方证之论，总不外乎伤寒，亦总不外乎六经之病，亦总不外乎风、寒、热三者所生之证者也。然仲景止从《内经》七十四字，而生化出来者。嗟乎！非有《内经》，断不能以七十四字，使人生出三百九十余论，非有仲景亦不能以七十四字，而生出三百九十余论者。且三百九十余论，非仅凑数之论也，一

---

① 利：即下利、泄泻。

② 页眉批注：上言先以桂枝，此言先以四逆，大都标本攸分。

③ 页眉批注：以下论温暑诸杂症皆属伤寒之类。

言半字，仍可以为后人之格言，尊为宗旨也。后人止知读仲景《伤寒论》，而不知读仲景所以立论者。苟知仲景以经之七十四字为伤寒之躯壳，以风、寒、热为伤寒之筋骨，以阴、阳、表、里为血脉变化。是善读①仲景之书而亦能，穷伤寒之理。吾作此论，是欲学者善读仲景云尔。

此篇先将仲景伤寒融成一篇，随后逐节排开，随手可指，了无剩义，皆从仲景心意中表白出来，熟读此篇，胜读仲景原文。千百年来，论仲景、注仲景，何曾有从仲景未落笔时之心意，描写出来如此之详明者入行坊王少渔②。

四、伤寒证治总论

伤寒，急病也。见病即治，切勿延迟。须当虑其传变也。但风寒伤人，必从太阳一经起首。因太阳经脉，派于皮肤。风寒一入于皮肤，则太阳之脉，即受伤矣。然初伤之际，不能辨其风也，寒也。必须有病可证，故谓之证也。

夫风属阳，凡阳脏之人多招之。寒属阴，凡阴脏之人亦多招之。如初病之日，畏寒振战，身骨俱痛，耳中响动，微微发热，身燥无汗，胃口臭恶，食不知味，身躯软重，不能起床，面色青惨，其势凶暴，此正伤寒也③。必须麻黄汤大剂急服，不效再服，须于一日夜内，见有汗出而愈乃止。如果二三剂不效，其病必重危而险矣。

---

① 页眉批注：凡读仲景论，必要识得所以立论处乃为善读。
② 此段为王少渔所评点，入行坊当为出版机构名称。
③ 页眉批注：解证字确。辨伤寒。

又如初病之日，头痛项强，面红大热，不甚畏寒，但最畏风，犹能行动，胃口不变，犹能饮食，身润有汗，此名中风①，受风所伤者也。止宜桂枝汤，大剂温服，一日三剂，务须身凉为效。但中风之病较轻于伤寒者，唯伤寒属阴，凡传经者，多合于三阴之证。中风属阳，倘有传经，多在三阳之内留连，且多入阳明胃腑之证②。

夫治伤寒之要诀③，初病之日，须分伤寒中风、认定表里、辨定阴阳，唯此六项，缺一不可。凡谓太阳则分风寒，凡谓表证则分表里，凡谓三阴则辨阴阳④。如吾所编六经、阴阳、表里各诀，务须读熟，自能分辨证候表里、阴阳治法者矣⑤。

凡辨三阳证，最要紧者，身热、有汗、脉浮也；凡辨三阴证，最要紧者，身凉、无汗、脉沉也。辨表证则以身热、恶寒、不渴、脉浮。辨里证则以身热、汗出、恶热、发渴⑥、脉沉而实。又如表证，即系太阳经诀之证；又如里证，即系阳明经诀之证也⑦。如谓阳证，即系阳证诀内之证；如谓阴证，即系阴证诀内之证也。但表证以发表或解肌或和解等法治之。里证即以清火或攻下等法治之。

至于三阳之证，唯太阳一经，证候独多，有伤寒，有中风；有合少阳，有合阳明，有合三阴；有风寒兼病、表里兼

---

① 页眉批注：辨中风。
② 页眉批注：伤寒合三阴中风传留三阳是各从其类之义。
③ 页眉批注：论治法。
④ 页眉批注：辨阴阳。
⑤ 页眉批注：读熟此节临证自有得心应手之妙。
⑥ 发渴：东莞方言，为"口渴"之意。
⑦ 页眉批注：论表里。

病；夹食，夹饮，夹痰，夹血；有漏汗，有停饮，有蓄血。凡《伤寒论》内，误治之病，属于太阳之证居多①。至于三阴之经，唯少阴一经，证候独多②。因此经阴尽阳生，有阴有阳，有水有火，与太阳为表里，有合太阳而为阴阳两感，有合厥阴、太阴而为三阴合病，又有真寒假热、假寒真热，唯此经有之。如阴盛格阳，即此经之证也，凡治三阴之证，属阳以清火，属阴以温经③。以上所论，乃约言阴阳表里者。

至于各经，论症论治，仍当分辨。如太阳一经，既以论之在先矣。④如阳明者，又阳中之阳，决无阴证之病。凡阳明之证，例以发热汗出、不恶寒而恶热为正病者也。仲景有太阳阳明，谓发表过度，亡其津液，而为脾约之证者，宜用脾约丸⑤。有少阳阳明，谓太阳之邪，既到少阳，而误汗伤津，传入阳明，宜用小承气。有正阳阳明，谓胃腑实者，宜大承气汤。设使由太阳传经而来者，止见目疼、鼻干、不眠、身热，犹为阳明经病，止宜白虎加葛根汤。倘仍畏寒、无汗、脉浮，是从太阳伤寒传来，表证未除，宜用葛根汤以发汗。若有汗、畏寒、身热者，是由太阳中风传来，表证未除，宜用桂枝加葛根汤。故此经有太阳阳明、少阳阳明、正阳阳明，又有经证、腑证之分。凡阳脏之人，多有阳明腑证，不可不知，于阳明证诀之内，对核可也。

---

① 页眉批注：论太阳什证。
② 页眉批注：论少阴什证。
③ 页眉批注：阴阳治法。
④ 页眉批注：论阳明。
⑤ 页眉批注：误表有漏汗，过表有脾约，漏汗是表虚，属太阳固表可也，脾约是里竭乃太阳。

至于少阳一经，处于表里之间，仲景治少阳之法，以小柴胡为少阳总治之剂，表里居半之药也①。如生姜、柴胡，表药也，而重用黄芩，清里药也。设偏于表者，则加桂枝，为有恶寒之表故也。偏于里者，则加大黄或芒硝，为有潮热，便硬之里故也。世人多以为半寒半热，为少阳和解之剂，则误矣。少阳之证，以口苦、目赤、耳聋、喜呕、寒热往来为正病，然而诸证，未必得有全见，但有一二症见，即是少阳证矣。但宜小柴胡汤，看症加减可也。唯少阳传经，多传厥阴，因少阳与厥阴，脏腑相连故也。设传太阴多系木土相克，其症多凶，但未多见传及少阴者。仲景于少阳之经，有汗下之戒，然偏于表者加桂枝，非汗而何？偏于里者加硝黄，非下而何？此乃示人圆②活者。至于合并之病，当于合并诀内查之③。以上医治三阳之例者，仍于三阳证诀读熟，则三阳证治，尽于此矣。

至于三阴之例，先由三阳传经而来，五六日以外病者，定是阳证。初病一二日内，即见阴证者，必属阴寒阴病者，或属阴阳两感者④。故谓三阴之证，首辨阴阳，原阴阳之分，毫厘千里，最易误人。

凡伤寒之病，入于阴经之证，不拘阴阳，皆能伤人者也。唯阳证死人稍缓，阴证死人则速。阳明腑证，能死最多。唯太阳少阳二经，未有死症。但恐太阳误治亦有误汗亡阳，误下结胸之祸而已。《内经》《伤寒》传经次第，自太阳而阳明，至

---

① 页眉批注：论少阳。

② 圆：原文为"员"，通"圆"，意为圆机活法。

③ 页眉批注：论合并。

④ 页眉批注：传经阴阳。

于少阳，以及太阴、少阴、厥阴，此乃轮经之次第者，然亦不足以为定例。如自阳经传来，莫谓必由太阴而至厥阴也，或先传少阴厥阴，亦不可定。然自太阳传来，多传少阴。自阳明传来，多传太阴。少阳传来，多入厥阴。从不见有太阳起，而终厥阴止，全照经内六经次第之数者。或一二日一经，或病一二经而不传；或病阳而不病阴，或竟病阴而不病阳①。然从三阳起首，必是从太阳为先，若阴证初病，某经起首，则未有可定。是以从三阳传经而入三阴者，亦未可定其传于某经也。但当熟读三阴证诀，各经各证，先有绳式，见证治证便是。

设如吐泻不渴，乃太阴寒证也②。如兼发热、身痛，又下痢、脉沉微，乃太阳合太阴，表热里寒之证也。如腹满胀实、大便硬，乃阳明传来太阴之阳证也。又吐痢不渴，本是太阴正病③，谓其脏本属纯阴之故。设又手足发厥，是太阴含厥阴之阴证也，用四逆汤，或理中汤。太阴阳邪，痞满实燥，则用大承气汤④。若太阴含太阳，里寒表热者，先以四逆汤，温里之寒，后以桂枝汤，解表之热。倘表证未除，里证又急，则先以桂枝汤解表，后以承气攻里_{表未除指太阳，里又急指胃腑亦是太阴郁热所致}，此乃太阴经阴阳证治之大法如此，当于太阴诀内详之。

若夫少阴之证⑤，以欲寐、身冷、脉微欲绝为少阴正病者，仍有阴阳之分也。当于少阴诀内，细细查核可也。至于厥阴一

---

① 页眉批注：论传经次第。
② 页眉批注：论太阴。
③ 页眉批注：吐泻是里寒，发热身痛是表热，治宜先温后表。
④ 页眉批注：痞满实燥是阳明腑证，乃由太阴郁热传出故名太阴阳邪。
⑤ 页眉批注：论少阴。

经，阴阳混杂，最难辨别。且又少阴合病更多，必须读少阴证诀，辨论阴阳方可。然少阴之阳证，宜清火润燥者，如黄连阿胶汤、猪肤汤、炙甘草汤是也；宜温经者，如附子汤、通脉汤是也；与太阳表里合病者，如麻黄附子细辛汤；如火盛须清者，人参白虎汤；阳邪极盛者，大承气汤；①厥阴之阳证宜清热者，有四逆散、白头翁汤；阴阳混杂者，有乌梅丸；寒极发厥者，有四逆汤、当归四逆汤；热极发厥者，大承气、四逆散。

是以三阴之内，必要分辨阴阳为要务也。但阴经之阴证易分，唯阴经之阳证最难认。如阴经之证，不拘阴阳，其脉皆沉，其身皆凉而不热。所分者，脉沉细中分其迟弱②，与无神者为阴，数而实者为阳三句③乃分三阴中阴阳要论，切宜留意。故首以辨脉为稳。又以大便硬、小便赤、喜冷、大渴、消渴为阳。下痢、恶寒、不渴、小便白者为阴。但以予之阴诀、阳诀所言症以质之，足以辨认矣。以上三阴证治，学者不可忽也。

大概伤寒六经之证，内三阴之证，危于三阳，三阴之辨，亦难于三阳也。可怪今世之医，多宗景岳。景岳之伤寒，全不论及三阴治法，乃景岳敢谓之伤寒之书。即其书有三阳治法，亦不过曰表治、里治、半表里治，亦何得概以此治伤寒哉？吾故谓今世精医伤寒者甚少，凡宗景岳者，其误治伤寒者必多。予今论此六经证治，首重表里阴阳，得其大法，自不虑伤寒治法之多端。故将吾方证二卷熟读，自见得伤寒正法之是。再看予引正论一卷，又见得近日俗医所治伤寒之非也。

---

① 頁眉批注：论厥阴。

② 頁眉批注：脉沉细中分辨阴阳。

③ 句：此处底本字迹不清，根据五云楼版、四美堂版订正为"句"。

夫仲景《伤寒论》，自后汉至晋，莫不奉为准绳。及至唐世，医学卑浅，流至宋元，竟失伤寒正治。尝以内伤之小剂，治伤寒之重病。但其时剂数虽小，犹谓以外感之药治外感也。及自明末至今，竟以内伤之药治伤寒，不亦怪乎？世之受害者犹不省觉，不更怪乎？予不惜口过，谤议前人者，实欲警醒后学者也。大凡医治伤寒，固不可拘定日期，见症治症为是。但有亦须计日者①，如病四五日以前，多属三阳之证。如病过五六日以外者，多有入于三阴，或入于阳明腑证者。设使初病身热必是太阳之经，初病不热多是少阴之经。又初病之日，身热恶寒，而脉浮例为太阳之证矣。设使身热恶寒，其脉沉细，名为阳证阴脉，乃太阳合少阴两感之病矣，其病重而急也。又初病之日，身凉恶寒，其脉浮紧者，太阳伤寒也。设使身凉恶寒，其脉沉细，或迟者，少阴之阴证也。此乃初病分辨阴阳要诀也。至于五六日以外，身热有汗，恶热发渴，是为三阳里证。即阳明腑证是也。设使身热恶寒，不渴，仍为三阳表证是也。亦不能拘定日数多少，以分表里也。设五六日以外，身不发热，无汗脉沉，是为三阴之证矣。但分脉沉而数发渴者，为阴经之阳证，治宜清火。设使脉沉而迟不渴者，是为阴经之阴证，治宜温经。大约亦须要知计日者可也。

五、四时受病伤寒不同

夫一岁之中，天地之气，阴阳消长。四时之内，寒暑相

---

① 页眉批注：计日。

更。人与天地同气，受病自殊，不可不辨。

如冬之令，阴极阳生，在卦为复，一阳初生。天气虽寒，地气则温，脏腑常热，食冷物则易化，口吐气则成烟，此其验也。故人身外则畏寒，腹内则有热。皮肤闭密，寒不易伤。如伤于寒，初在皮肤之间，不能擅入，何也？身内之阳气阻之，寒邪不能入也，势必流于肌肉。郁而为热，始为传经之热病也。

《内经》曰：人之伤于寒而为热病也。盖指此也。如春之令，在卦为泰，化生万物，草木萌动。人身之内，阳气洋溢，浡然发泄，故有发陈之名。倘伤风寒，引动内热，气乘之而出，以故即病、即热，不待郁而后为热也。

《经》曰：人之伤于寒而为热病也。既可指冬，亦可指春也。自冬初而至春末，阳居身内。设为风寒所伤，或郁而后热，或引之而即热，均伤风寒，均可致热者也。

或曰：冬时阳气居内，春时阳气亦居内。冬月感风寒，可以发热；春月感风寒，亦可发热。但冬初感风寒，多不发渴。春月感风寒，即时发渴，何也？

予曰：冬月阳气初生，未曾欲发。风寒之热，未入阳明，则不渴。春月阳气既盛，时时欲发。风寒初来，引动内热，内热出至阳明则发渴矣，而发热则同。吾故曰冬春二季，其病多热也。

又如夏季，六阳既亢，五月姤卦，满盘阳气，下伏一阴。天气虽炎，地气则冷。人身之内，阳气发泄，外虽恶热，内则畏寒。皮肤疏泄，风寒易侵，苟为风寒所侵。身外之阳气，或有不支，则寒邪可能直入，而与内阴相搏，多成三阴之阴证矣。吾谓自夏至秋，阴气居于人身之内，倘或外伤于寒，断不能如冬春而变成传经之热病者，何也？冬春内热，故能变热，夏秋内寒，故能变寒。

或曰：夏秋岂无初感风寒而变热者？

予曰：感风则变热，感寒则不变热，何解也？风属阳，故变热；寒属阴，则不变热也。至于秋令，在卦为否，阴阳相半，天气则纯热，地气则纯寒；人身之内则寒，人身之外则热；阳入则病热，阴出则病寒。秋季之间，多病寒热往来。如疟，或痢疾，或霍乱，阴阳混杂，寒热夹杂之病独多。虽然四季之气，天地与人，大概相同。故其感病变更，理应如此。然有非时而有其气，亦不可料，但当见症定名，是为活法。否则执定古板，亦不可以为医①。

六、伤寒传手

人知伤寒传足而不传手，以为仲景未言手经，即不传手也。即后人均知有传手之理，而不能指出传手经之验也。

以予思之，初病之日，即有手经之证，仲景不暇明言耳。如太阳中风，则单及于肺。太阳伤寒，则肺与小肠，皆有见症者。如皮毛与肺合，风寒入于皮毛，然后入于太阳之脉可知矣。太阳有病，肺亦有病，亦可知矣。如头痛、项强、腰脊疼、肩膊②酸，此足太阳之证，人人知之矣。如恶寒、汗出、喘咳、呵欠、心烦、尿色赤，此手太阴肺经之证，人多忽之矣。倘太阳伤寒，必波及于小肠，人更亦易忽矣。

---

① 页眉批注：分得细微，自学有识。
② 肩膊：为东莞方言，指肩连胳膊。

夫人之经脉，有营卫之分。营行于脉中，卫行于脉外，仲景固已言明。但营主血而属阴，卫主气而属阳。是以风则伤卫，卫伤则必及于肺家气分，故有肺家之症。寒则伤营，营伤则必及于小肠之血分矣。况膀胱为足太阳，小肠为手太阳，互相连接，是则痛痒①相关矣。如太阳病，初起之日，必见耳中鸣响，如鸣钲击铁，千蝉万蟀之声，此小肠之症也，小肠之支脉入于耳故也。又有口气苦恶，如有烟火之味，胃口顿变，食物见苦，而不知味。此因小肠之脉，上循咽嗌，下膈抵胃，故又见如是之症者矣。此即足太阳一经，而有波及于手太阳二经。可见足阳明，当有及手阳明。足少阳而及于手少阳，亦势所必然者矣。人但测度足经，而不忆及手经耳。况仲景亦无明文，谁及思之。即使仲景虽有明文，近日之医，习仲景者既少，习经脉者更少，知足经而不知手经者，亦分内事也②。

此篇未经人道，独出心裁，诚千古特识王少渔评。

七、阳脏者有传经，阴脏者有直中

人之脏气，有素偏于阴，有素偏于阳者。然阳脏多热证，阴脏多阴寒。阳脏者患伤寒，则必有传经而无直中。阴脏者患伤寒，则不传经，而有直中之阴证。夫阳脏之人，三阳之火固旺，即三阴之火亦炎。风邪来，风属阳，风火相搏，易成传经，不待言矣。虽寒邪来，寒属阴，入其阳经，阳火闭郁，

---

① 痛痒：此处底本字迹不清，根据五云楼版、四美堂版订正为"痛痒"。

② 页眉批注：皆从人身经络上看出来是特出见解（通"解"）者。

欲进不得，欲出不能，愈郁愈热，势亦必致传经。而入于三阴，而为阳邪之阳证矣。故曰阳脏者患伤寒，则传经而无直中之事矣。

夫阴脏者，不独三阴阴寒凛凛，即三阳之火亦常衰微。风邪来，风属阳，与三阳之微火相搏，虽热亦无大热。必不得入于三阴之界，而为传经阳邪，比之星星之火，断不能煎沸滔滔之水也。设寒邪来，寒属阴，入于皮肤，三阳微火不能抗衡，势必献关而任其直入，而必成直中之阴证矣。故曰阴脏者患伤寒，不成传经阳邪，而必成直中者也。

或曰：阳脏无寒病，阴脏无热病，信乎？

予曰：小寒小热则有，大寒大热则无矣。设阳脏患寒证，其脏气早已变寒。如饮食过度，阳气乍①衰，寒邪始能伤之也。阴脏患阳证，其脏气早已变热。如忧劳酒色，火从内生，始能成其热也。若昨日阳脏，今日即患阴寒。今日阴脏，明日即患阳证，无理矣。学者诊病，须先察其平日脏气为着紧。

八、传变辨

或曰：三阳伤寒，传入三阴，则随人脏气而变。脏气寒，则传来之邪，变而为寒。脏气热，则传来之邪，变而为热。此乃阴阳从化之理。仲景论内，有先温其里，后攻其表之文。是乃由阳经而传阴经变阴者，足②可为据。

又或有曰：伤寒者，寒郁为热，愈郁愈热，愈传愈深，是

---

① 乍：此处底本字迹不清，根据五云楼版、四美堂版订正为"乍"。

② 足：此处底本字迹不清，根据五云楼版、四美堂版订正为"足"。

伤寒止有阳邪传入三阴，而为阳证，未闻有阳邪而传入三阴，而为阴证者。论内先温后表，专为两感而言，即附子四逆诸条。或为阴寒而设，或为误下寒中而言。仲景原欲人知三阴之中，原有此等证候。此等证候，反为真正伤寒，论内本应标列阴阳并举，使人知其毫厘千里，欲人留心考较之意。并非说系初由三阳传来之文，焉得指为传变之论哉。以愚忖之，谓无阳变阴之说为理。据《内经》曰：人之于伤寒，而为热病也。既满三日，已入于腑者，可下而已。然则伤寒乃热病也，传入三阴皆热病也，已转入腑，皆可下也，亦皆可谓阳证阳邪也。倘有传变阴阳未定，圣经决无概曰可下云者。以《内经》质之，是无阳邪传入阴经变为阴证之例矣。再度以阳变阴之理，尚有可疑。夫阳邪比之火也，人之脏属阳，比之火脏也。设火投火中，自然加炽加旺，可不必言。唯以火投水中，止见煎沸其水，煎涸其水。设或原水过多，所投之火太少，反能克减传来之火是矣，断不能使火变水，使水加多加旺之理。是则火不可以变水，阳邪不能变阴邪矣。

或曰：五行化生，如戊癸化火，火极成水，或阴可变阳乎？

予①曰：不然，此必本来之火，旺极而化水者也。如内真寒，外假热，内真热，外假寒。谓极则变之故，岂谓旦属火，而夕属水？昨日为阳，今日即为阴之比耶？至于论内，先温后表，内寒外热，是皆初病即然。同时而病者有之，初病太阳，即时而传入少阴者有之，仍为内外兼病，同时两感之例，算

---

① 予：原文为"子"，但结合上下文意，此处应为"予"。

不得传遍三阳。四日之后，始得遍三阴者。比如，果三日以后，传遍三阳，始入三阴之经，则为三阴之阳证；若已入腑，则诚如《内经》所言：已满三日，既入于腑者，可下而已之阳证矣，决无变阴者矣。假使医坏病残，阳忽变阴，亦为脱阳死症，亦非传变之比矣①。愚故曰：素偏阴脏者，决无阳邪传入阴中，亦从无阳变阴之事。

---

① 页眉批注：坏证亦有阳忽变阴者，与传变之证不同。

第五卷 伤寒引正下

伤寒入门二十六诀

（一）病因诀①

伤寒外感从外来，风寒生火即三灾。

邪在表间温散治，入里阳明作热驱。

内火外风是阳证，阴证偏寻寒脏推。

阳脏逢传多入腑，阴脏若传两感居。

伤寒因②病再招病，春夏秋冬不必拘。

但分表里急驱逐，莫待传经不测来。

夫曰伤寒，曰外感，总因风寒，由外而来。虽有三百九十余证之名，然止因风寒变火三字之病。风寒在表，作为寒邪，例应温散之药以发表。倘风寒之邪，传入阳明之里，即作热、作火，例应清之、下之矣。凡人本有郁火于内，另招风寒于外，而成伤寒者，是为阳证。若素来寒脏，外感寒邪，即为阴

---

① 诀：原文无"诀"，此篇体例为歌诀体，为求体例一致，加"诀"，经络起止、传经次第、伤寒总脉等依次加"诀"，不再出注。

② 因：此处底本字迹不清，据五云楼版、四美堂版订正为"因"。

寒之证者。倘阳脏之人伤寒，苟有传经，多有入腑可下之证。阴脏之人伤寒，设有传经，亦不过即传于阴，而成两感之病而已，断①无阳邪入腑可下之例者矣。陶节庵谓春夏秋三时之病，总名外感，不算真正伤寒，此乃一偏之见耳。因伤寒之病，初因有病在内，复招风寒于外始病也。如先有郁火，或有郁寒，皆可致病者。但视其邪在表在里，急急驱逐，均勿留连。待其传变，而成不测可也。

（二）经络起止诀

> 三阳俱从头项落，阳明由面身前泊。
> 少阳绕耳侧身行，太阳顶颡夹腰脊。
> 阳脉从头至脚终，三阴从脚上腹作。
> 风寒入人经络伤，循行到处痛而恶。

三阳者，太阳、阳明、少阳也。三阳之经络，俱系从头起，至脚趾而止。所分者，阳明之经，自头角向面而下，行身之前；少阳之经，起于目外眦，绕耳透耳底，落项，行身之侧；太阳之经，起于目之内眦，上额至项，向后落颈，循腰脊，行身之背。所谓三阳俱从头项落身至脚也。至于太阴、少阴、厥阴，谓之三阴。这三阴之经，俱系自脚趾而起，上腹而止。凡人一身为三阴三阳经脉封盖，倘为风寒所侵，则经络受伤，某经受病，则某经之脉络所到之处，皆痛恶不能如常之柔和顺适者矣，此条总言六经之起止者，各经各症另列下。

---

① 断：此处底本字迹模糊，据五云楼版、四美堂版订正为"断"。

（三）传经次第诀

初起太阳①及少阳，传入太阴少厥乡。

阴若传阳厥及少，太阴自向阳明商②。

少阴定必太阳出，阴病传阳是吉祥。

伤寒初起传经重，既传入阴望转阳。

伤寒之病，必初病于太阳。至若传经，则自太阳，而传阳明，自阳明而传少阳，此传经三阳之次第也。再若传入三阴，则由太阴传少阴，至终于厥阴。此传阴经之次第也。总之伤寒，有从阳传阴，亦有从阴传阳。但从阴传阳，必从本经之腑而传者，如厥阴以少阳为腑，太阴以阳明为腑，少阴以太阳为腑。设使厥阴传阳，必传少阳，太阴必传阳明，少阴必传太阳，此为阴经传阳之定例也。但凡伤寒初起，不传经则轻，若传则重。至若既传入阴，须要望其复传回阳。从阳传阴则重而凶，从阴传阳则轻，是退病之机故也。《内经》曰：伤寒一日，太阳受之，二日阳明受之，三日少阳受之，三日三阳为尽，四日太阴受之，五日少阴受之，六日厥阴受之，六日三阳三阴为尽。此虽大略言之，几曾见有六日而传遍三阳三阴之事。其间，病一二日而愈，或六七日，亦不传入于阴而不愈，不可不知。

（四）伤寒总脉诀

伤寒脉必紧或数，紧寒数热天渊各。

---

① 阳：原文为明，形近之讹，据上下文改为"阳"。

② 商：此处底本字迹不清，据五云楼版、四美堂版订正为"商"。

阴脉细迟沉紧微，三阳脉必浮洪数。

表里须问脉浮沉，脉静身凉病不恶。

未汗身热应浮洪，汗后须防紧数朴[1]。

太阳浮脉少阳弦，阳明长大关中博[2]。

太阴沉缓少沉微，厥阴沉细须当学。

伤寒病，亦病；伤寒脉，亦脉也。非有异样。伤寒病，须分表里阴阳，伤寒脉亦分表里阴阳。脉证相配，其病易治。脉证相反，其病难医。如阳证阳脉，谓之相配。阳证阴脉，或阴证阳脉，谓之相反。然而阳证阴脉多凶，阴证阳脉多吉。何谓阳脉？如浮、洪、数、大、实、长、滑、促等脉是也。何谓阴脉？如沉、细、微、迟、小、虚、短、涩、结、代等脉是也。

至于伤寒，初病之日，其脉浮紧、浮数居多。然紧、数二脉相似，但紧属寒，数属热，相去天渊，须当辨认。其余浮为表脉，沉为里脉。凡病得遇脉静身凉，可保平安。若初病未经发汗，其身热者，其脉应该浮洪，此为阳证阳脉。倘身热之病，已经发汗，自应脉静身凉。设或脉仍不静，而且尚见紧数之脉，其病未曾退也，虑其传经有变。如太阳、阳明、少阳，这三阳之病，皆为阳病，皆要阳脉为合。

但凡太阳之脉必浮，因太阳为表证，浮为表脉故也。所分者，浮紧则为伤寒，浮缓则为中风，浮数则为表热。倘或沉脉，即为相反矣。阳明之脉必长，阳明乃胃腑之经，故于关脉独长、独大为合。然或病已入腑，则有沉实有力之脉，亦为

---

① 疑为"扑"之误，紧数脉提示邪气在表，汗后邪气当去，但现在复有紧数脉，提示邪气反扑。

② 博：疑为"搏"之误，为搏动之意。

阳证阳脉，可下之证。少阳之脉必弦，不浮不沉是为半表半里之脉证者，学者必要细心体认。太阴之经，乃纯阴之脏，其脉应该沉缓之脉为合。少阴之经，乃阴极之脏，其脉应该沉微为合。厥阴之脉沉细。总之三阴之脏属阴，故三阴之脉应沉。或见脉浮是为由脏出腑，由阴转阳，不可定也。但凡三阴之病，脉见浮、洪、数、大、滑、实各等阳脉为吉。所谓阴证阳脉，其病易治者也。所虑者，阳证而见阴脉耳。何也？阳病者，邪盛之病也，阴脉者，元气虚衰之脉也。元气既虚，何能当其极盛之病？

（五）太阳经证诀

太阳恶风发热烦，头项强痛骨节疼。

手足乍冷气喘呕，有汗无汗分风寒。

有汗浮缓桂枝解，无汗浮紧麻黄安。

太阳证者，乃太阳一经之脉络，为风寒所伤，则有如是之病证也。证者，为证据之证，一定不易之谓也。此经之脉络，起自两目之内眦，上顶，往后，落颈项，循腰夹脊，手足骨节，盖遍周身。凡风寒侵人，其经必先受病，因此经所到之步位独多之故。倘或此经受病，则有恶畏风寒，周身发热，心腹烦躁，头颅疼痛，颈项强劲，四肢骨节疼痛，气粗鼻鸣似喘，干呕等症见之矣[①]。然有伤寒、中风之别。伤于寒，则为伤寒；伤于风，则名中风。以上等症，伤寒有之，中风亦有之。所辨者，其脉浮缓，身有汗出，手足热，是为中风。其脉浮紧，身

---

① 页眉批注：论明总症必有如此。

无汗出，手足乍冷，是为伤寒①。但此经以有汗无汗，辨证之大关头，不可不察也。

夫中风何以脉浮缓而有汗，伤寒何以脉浮紧而无汗？此中阴阳各别也。夫风属阳，卫亦属阳。风之阳邪，入于卫之阳分，故腠理为阳邪所蒸。因致疏泄，而致汗出。且风性柔缓，脉亦因之而缓。治之之法，宜以桂枝汤。取其驱逐卫分之风邪，实肌表之腠理，而止汗者②。夫寒属阴，营亦属阴。寒邪入于营之阴分，玄府闭密，汗故不得出。寒性紧急，脉亦因之而紧急。治之之法，宜以麻黄汤。取其勇悍，以开闭密之肌肤，而使汗得出者③。

或问何以恶风寒？曰：因受风寒凌虐，如伤食恶食、伤酒恶酒，有所伤故有所恶也④。

何以发热？

曰：因经脉受于风寒所伤，变而为热。热蒸肌肉，故发热也⑤。

何以头痛项强，腰脊骨节，四肢筋骨，皆见疼痛？

曰：此因太阳一经之脉，盖遍周身。此经之脉既伤，所到之处皆痛也。

何以手足乍冷？

曰：邪热壅闭中州，不能达于四肢，故乍冷。若邪热既达

---

① 页眉批注：论风寒不同。

② 页眉批注：分中风。

③ 页眉批注：分伤寒。

④ 页眉批注：问恶风寒。

⑤ 页眉批注：问发热。

于四肢，则又见大热矣①。

何以烦躁喘呕？

曰：肺合皮毛，风邪能入皮毛，即能入于肺部。故有气粗似喘，胸为气壅。邪入气分，则胸中烦躁，而作呕恶矣。

以上等症，太阳一经，皆有之症。然或全见，或不全见。但有见头痛发热，即是为太阳矣。凡风寒伤人，必先此经而入，不拘四季，皆同一律。所异者，冬月皮肤闭密，伤寒独多。三时皮肤疏泄，中风独多。冬月伤寒无汗，无麻黄汤则不能发汗。三时中风有汗，无桂枝汤亦不能止汗。太阳经应用之方列于后。

太阳中风，有汗者，桂枝汤；夹热者，阳旦汤，或桂枝加葛根汤。

太阳伤寒，无汗者，麻黄汤；夹热者，麻黄杏仁甘草石膏汤。

太阳寒风两感，无汗、身痛、烦躁、脉浮紧者，大青龙汤；如见有汗，六脉微缓，则禁用②。

太阳风寒两感，夹风水者，小青龙汤，小便利便是。

太阳风寒如疟，日二三度发，麻黄桂枝各半汤；太阳风多寒少，有微汗出者，桂枝二麻黄一汤。

太阳停饮，发渴、小便不利、脉浮、身热者，五苓散。

太阳合少阳者，桂枝合柴胡汤，若见呕恶、往来寒热，便是。

太阳合阳明者，桂枝合白虎汤，或葛根汤，或桂枝合葛根汤。

---

① 页眉批注：问手足冷。

② 页眉批注：太阳表证，宜汗不宜吐，如反误行吐者，便见自汗出，不恶寒反恶热，饥不欲食，朝食暮吐，欲食冷食，欲近衣，此为转属阳明之表也。

太阳合少阴者，麻黄附子细辛汤，发热、脉沉细、但欲寐，便是。

太阳转入阳明腑者，大①承气汤，谵语、便硬、大渴，便是②。

（六）阳明经证诀

> 阳明鼻干不得眠，发热目疼不恶寒。
>
> 烦躁汗多便硬渴，潮热满实与狂谵。
>
> 在经葛根桂枝葛，入腑议下用三承。

阳明经脉，自头维，下循面目，傍鼻透颊，历颈项，行身之前。此经受病，则有鼻干痛、不得眠、身发热、目眶疼、不恶寒，或反恶热、烦躁、不安、汗出而多、大便硬结、小便短赤、大渴、喜饮冷水，或潮热、心下满、胀实、狂妄、谵语等症见矣。此经尚有经腑之分。在经者，如目疼鼻干，不得眠，或无汗，恶寒是也，宜用葛根汤。有汗者，桂枝加葛根汤。入腑者，谓入阳明胃腑，如潮热，谵狂，燥结，大渴，汗多之类。《内经》曰：已入于腑者，可下而已。正谓③此也。轻者白虎汤，重者大承气汤④。

阳明经应用之方列后。

阳明经证，有汗不恶热，桂枝加葛根汤，白虎汤，人参白

---

① 大：此处底本为"太"，为形近之讹，据文意改为"大"。

② 页眉批注：太阳以心腹为里，阳明以心腹为表。

③ 谓：此处底本字迹不清，根据五云楼版、四美堂版订正为"谓"。

④ 页眉批注：阳明以一切热证为表，惟以胃实为里，阳明表证宜吐不宜汗下，如反误行汗下，即见心中愦愦惕惕懊恼烦躁舌胎等症者，仍在阳明之表，仍宜栀豉吐之。

虎汤。

阳明经证，无汗，恶寒，乃太阳未罢者，葛根汤。

阳明腑证，发渴，白虎汤；又白虎加人参汤。有汗恶寒，发渴，小便利，桂枝合白虎汤；或桂枝汤加石膏知母黄芩。无汗恶寒而渴，小便利，麻杏石甘汤，麻黄加石膏汤。

（七）少阳经证诀

少阳口苦目眩赤， 胸胁满呕往来热。

耳聋悸渴腹中疼， 咽干痞欬^①小柴杰。

少阳经脉，起于目之外眦，环绕过耳，透耳底，循颊车，项侧而下，入缺盆，历胸，贯膈，行身之侧。此经受病，则有口苦，目眩，目赤，胸满，胁痛，喜呕，往来寒热，耳聋惊悸，发渴，腹中疼痛，咽干，痞满，欬嗽等症见也。此经素称半表半里，半阴半阳。有谓半表，是太阳。半里，是太阴。有谓少阳主春，其气半居地下，半居地上。有谓二阳三阴之间，吾谓尚未分晰明白者。若以时候计，则主春，是半近厥阴，半近太阳。若以传经次第计，则由阳明，而至少阳，少阳而至太阴。然则半近阳明，半近太阴也。若以部位计，则半表近太阳，半里近阳明。吾故谓半表是指太阳，半里是指阳明。何也？观仲景所立方证推之，其谓少阳发热，微恶寒，以小柴加桂枝，是加太阳半表药也。又如心下急，郁郁微烦，潮热未解，日晡潮热，以大柴胡汤。此乃表里之药也。半里之药，用大黄、芒硝。岂非阳明之药乎？倘谓半里为太阴何可擅用大黄

---

① 欬：音［kài］，亦同"咳"，指咳嗽。

乎？又此经汗、吐、下三法皆禁者，因此经属胆，多气少血。为汗、吐、下三法，皆耗破津血，故禁之也。仲景虽禁，然亦有不禁者。如大柴胡汤，是为近于里，亦用下法也。如柴胡桂枝干姜汤、柴胡加桂枝汤，是为近于表，亦用汗法也。岂非偏于表是兼太阳，可用汗；偏于里，是兼阳明，可用下者？旦①此经有寒热往来，是因半入阳明则热，半出太阳则寒。吾谓半表指太阳，半里指阳明②，信不诬也。

少阳经应用之方列于后：

少阳经，一切证候，皆用小柴胡汤；发热微恶寒者，柴胡桂枝汤；胸胁③痞结，柴胡桂枝干姜汤。

少阳证，内实者，大柴胡汤。

少阳证，外热内寒者，黄连汤。

（八）太阴经证诀

太阴腹满痛吐食，自利不渴本脏寒。

无热无汗亦无厥，寒格吐逆姜芩连。

身痛可用桂枝表，大实满痛承气先。

太阴者，纯阴之脏。此经受病，阴多阳少。论内太阴篇，所用承气证候，亦是三阳之病，转入胃腑之证居多。非太阴之证，有可用攻下之法者也。太阴之脉，起自足之大指内侧，上内踝，内腿内廉，上行至腹而止。故其经受病，则有腹满、腹

---

① 旦：此处底本字迹不清，据五云楼版、四美堂版订正为"旦"，当作"且"。

② 页眉批注：半表是太阳，半里是阳明，尚未有人道过。

③ 胁：古同"颊"，但从文义上理解，以"胁"更为恰当。

痛、吐食、自利不渴之症。然此等，皆属寒证。唯传经实邪，则有腹满实痛而已。凡三阴之证，皆无发热，无汗出。而太阴则无发厥，手足常温。若表证未除，身体疼痛，可桂枝汤。阳邪传来，大满大实者，始用承气汤。若食入即吐出，名曰寒格，可用干姜芩连人参汤。

太阴经应用之方列于后：

太阴腹痛，自利不渴，呕吐诸等寒证，皆宜理中汤，四逆汤。

阳邪腹满实痛，桂枝大黄汤，大承气汤。

湿痰呕恶，厚朴干姜半夏甘草人参汤。

寒格吐食，干姜黄芩黄连人参汤。

身痛者桂枝汤_{表证未除也}。

外热者以桂枝汤_{亦是表证}。

凡外热内寒者，先以四逆温其里，后以桂枝解其表。

（九）少阴经证诀

少阴脉细但欲寐，阴阳初病俱如此。

脉数口苦是为阳，口和背寒阴所系。

初病发热为两感，三阳传来做阳例。

干渴咽痛腹满呕，躁烦悸厥兼吐利。

以上等症有阴阳，利清咽燥须承气。

阴证真武附子汤，阳证白虎猪苓记。

此经之脉，起自足小指^①内侧，斜趋足心，上循内踝，越足胫，上脾，入腹，历抵咽喉。此经受病，则有沉微之脉，但

---

① 指：即"趾"（古代指、趾常不分）。

欲寐而不醒，即为少阴之证矣。但有阴阳未定，若脉虽沉细，倘见数滑，口苦，是为阳证；若口和，不苦，其背恶寒，其脉沉细迟微，即为阴证。凡初病发热，脉沉，欲寐，此为太阳夹少阴，名为两感之例。若在三阳起病，四五日外，始见脉细欲寐，此为传经之阳证也。至如口干、发渴、咽喉肿痛、腹满、呕吐、烦躁、惊悸、厥冷、吐利，此等杂症，阴阳俱有，须细参详。但系下利纯清水，咽喉干燥的是阳邪，急下之例。此经阴尽阳生，水火之脏，最危最急。狐疑迟缓，多致不救。辨别阴阳之法，备录于后。

欲寐，阴证则时时昏迷，呼之虽应，随应随昏。

欲寐，阳证则但欲寐，随唤随省，不过面壁、喜静、不欲言语而已。

脉沉细，阴证则微而迟而涩，或细紧。

脉沉细，阳证则数滑有力。

咽喉肿痛，阴证则痛而不肿。

咽喉肿痛，阳证痛而且肿，或红赤。

干渴，阴证则干而不渴，或渴，饮水不能多，不喜冷水。

干渴，阳证则干而渴，或消渴，或喜饮冷水。

烦躁，阴证则躁多烦少。内热为烦，外热为躁。烦是阳证，躁是阴证。

烦躁，阳证则烦多躁少。

下利，阴证则完谷不化，或清稀，或酸腐。

下利，阳证则纯清水。火迫出其津液也，或秽臭胶黏黄赤血痢。

呕吐，阴证则呕而声微作闷。

呕吐，阳证则呕而声响，且多清水。

厥逆，阴证则厥甚；阳证则无厥，又厥甚则寒甚，厥微则寒微。

腹满，是阳证；腹痛，是阴证。

自利，阳证则渴，小便短赤。

自利，阴证虽渴，小便长白。

少阴经应用之方列后。

阴盛格阳，面赤，发热，四逆汤。

阴邪盛，附子汤。

阴邪下利，无脉，白通汤。

心悸，目眩，下利，真武汤。

心烦不卧，黄连阿胶汤。

腹痛，热痢，桃花汤。

阳邪急下，大承气汤。

咽痛，甘桔汤，半夏汤。

热痢，腹满，咽痛，猪肤汤。

发渴，猪苓汤。

干呕，白通加尿胆汤。

少阴夹太阳，麻黄附子细辛汤。系发热、脉沉细、但欲寐者是也。

少阴夹厥阴吐利，四逆汤。

发渴白虎汤，猪苓汤。

（十）厥阴经证诀

厥阴脉微阴阳厥，阴阳夹杂不顺接。

蛔厥干呕热冲胸，喉痹口糜便脓血。

消渴饥不食为阳，肤冷寒中有脏厥。

除中下利躁头疼，诸般阴证吴萸啜。

阳证传来多是阳，未厥慢将厥阴说。

厥阴之经，起于足大趾之面，上胫，历腿，上腹环绕阴器，入腹，络于肝，抵咽喉，至舌根。此经乃阴阳混杂，即如传经者，应热，仍要虑其夹寒。直中者，应寒，亦当知其夹热。但此经始得病时，手足必厥，其脉必细。有阴厥、阳厥、脏厥、蛔厥、寒中、脏寒，诸多名目。总要分其阴阳，如阳厥、蛔厥、干呕、热上冲胸、消渴、喉痹、口糜、心中疼热、饥不欲食、食即吐蛔、口疮、口烂、便脓血、下利，此等皆阳证者也。又如阴厥、脏寒、寒中、除中、肤冷、下利完谷、吐利并见、腹痛、头痛、躁厥、甚则舌卷囊缩，此皆厥阴经之阴证也。至于治法，阳邪腹满、便硬、火盛、消渴者，宜大承气汤。阴邪盛，阳为阴郁者，吴茱萸汤。纯阴者，四逆汤。阴阳夹杂者，乌梅丸。乌梅丸，寒热之药俱有。热者减少热药，寒者减少寒药，在人变通。

厥阴少阴二经合病甚多详列于后。

厥阴，发厥，有阴有阳。

少阴，发厥，有阴无阳，寒深厥深，寒微厥微。

厥阴有头痛，无发热。

少阴有发热，无头痛。

厥阴，则有阳为阴郁。

少阴，则有阴盛于内，格阳于外。

厥阴吐利，多吐少利。

少阴吐利，多利少吐。

厥阴有烦躁，躁多烦少。

少阴有烦躁，躁少烦多。

厥阴多发厥，有阳有阴。

少阴多自利，阴多阳少。

凡三阴之证，俱应无汗，如见汗多，虑其亡阳。

凡三阴之证，俱应无热，如见热不见厥者，吉；如见热又见厥，倘又有汗，则虑其亡阳，有阴证汗出，大忌脉紧，即是亡阳矣。

厥阴经应用之方列后。

大承气汤，热深厥深者宜之。

四逆散，热厥者宜之。

乌梅丸，蛔厥者宜之，阴阳夹杂者宜之。

白头翁汤，热痢者宜之。

吴茱萸汤，阳为阴郁者宜之。

四逆汤，阴证者宜之。

猪苓汤，消渴者宜之。

人参白虎汤，消渴者宜之。

以上三阴之证，阴阳莫测，相隔天渊，最危最急。学者务须用心记熟，不致临时手忙脚乱。吾见伤寒之书，莫如节庵六书，以及景岳等，皆略于三阴，每经仅言一二症。将使学者，从何学来。吾故细将论内六经，三阳三阴，尽数搜查，而且核定阴阳，可免检核之劳。

（十一）表证诀

表证恶寒手足冻[①]，气粗头项腰肢痛。

面赤脉浮热躁烦，表分虚实有无汗。

总用太阳发表方，无非桂枝麻与葛。

---

① 冻：此处为东莞方言，意为"冷"。

凡风寒伤人，从外而来者，即名表证，亦即阳证；直中三阴，即名阴证；病在皮肤经络，即名表证；病在五脏，即名里证。此之表证即是太阳之证，宜用发表之剂，故名表证也。表证者何？即发热，恶寒，手足冻，气粗，头项腰肢俱痛，面赤红润，其脉必浮，心腹烦躁。要知分其表虚、表实，治法不同，如有汗出者为表虚，宜和表解肌，桂枝汤是也。如无汗出，即为表实，宜发表，使其汗出，如麻黄汤是也。此等证候，近时之医，指为外感、感冒，岂知全属太阳之证矣。

然三阳之间，亦各有表证，总之外邪不曾入里便是矣。

表证列方于后：

太阳表证，麻黄汤，麻杏石甘汤无汗夹热者宜之。桂枝汤，桂枝加石膏或加知母有汗夹热者宜之。

少阳表证，小柴胡汤有热者加白芍、知母、黄连。

阳明表证，葛根汤无汗宜，桂枝加葛根汤有汗宜。

凡表证，初起，多夹食，日久多夹痰、夹火，随宜加减可也。

（十二）里证诀

里证表邪既入里，肢汗恶热躁干渴。

阳盛便闭与潮谵，津血既亏禁汗诀。

轻证白虎竹叶膏，重证须将承气说。

凡风寒伤人入于三阳，则为阳证；入于三阴，则为阴证。入于太阳，则为表；入于阳明胃腑，则为里。然胃腑热邪，必由太阳传来，决无初感之理。故凡伤寒外感，起手必从太阳之表，久之始入阳明之里。此之里证，全不涉乎三阴，全属阳明之证者。如发热汗出不恶寒，而反恶热、烦躁、干渴、阳狂、大便硬、小便赤短、潮热谵语、舌胎^①焦厚、唇红、眼赤、腹满实痛、此等之证，是为里证也。轻则白虎汤，重则承气。然此等证，亦可名为阳证，亦可名为实证、热证也，最忌发表，所谓阳盛阴虚，汗之则死是也。然三阳之中，各经仍有里证。但太阳少阳之里证，与阳明不同。

里证应用之方列于后：

太阳里证，水蓄膀胱，宜五苓散消渴饮水，小便不利者。

太阳腑证，血蓄膀胱，宜抵当汤，桃仁承气汤其人如狂者。

少阳里证，日晡潮热，宜小柴胡加芒硝汤；大便硬，潮热，宜大柴胡汤。

阳明里证，大渴者，白虎汤；痞满实燥者，大承气汤；虚热者，宜竹叶石膏汤，人参白虎汤。

消渴，猪苓汤。

（十三）阴证诀

阴证躁烦寒不热，心腹疼痛吐利厥太少厥。

格阳面赤内真寒，口和身痛面青劣。

不渴脉沉细紧迟，吐利蜷卧少阴诀。

厥阴躁厥躁头疼，舌卷囊缩肝经绝。

太阴无厥四肢温，自利腹满脾寒说^②。

太阴理中厥茱萸，少阴真武附子悦。

此阴证者，谓不由三阳传来，起手便是阴证者也。如烦

---

① 舌胎：即舌苔，《伤寒论》中有舌上胎的表述。

② 页眉批注：腹满设由阳明经传来者，是胃实，宜大承气；设由太阳传入者，是太阴阳邪，宜桂枝加大黄汤。

躁不宁，恶寒而不发热，心腹绞痛，上吐下利，手足厥冷，或阴盛格阳，外假热而内真寒，其口不苦而和，舌无胎而白滑，身体疼痛，面色青而减剥瘦劣，口虽或干，而不大渴，其脉则沉细迟、紧微涩等，一派阴脉。以上等症，皆阴证中之所必有者，或所患轻重多少不同耳。然各经亦有专症，又如吐利，蜷卧欲寐，少阴之专症也。躁多烦少，干呕发厥，吐利头痛，舌蜷囊缩，此乃厥阴肝经之专症也。至于不厥肢温，自利不渴，腹满腹痛，此乃太阴脾经之专症也。苟能辨各经之专症，自然分出各经之合病，视其浅深缓急，问经发药。凡治此等证候，急须施治，缓则无济。予常治过此等证候，常常用吴茱萸至八两，附子、干姜等亦各二三两，作三四剂，连服始得见效。切勿谓仲景之方，过于重而难照用。倘以每味一钱数分，又一日一服，决至误事。果系重危之症，一日五六剂不多也。又有辨别阴阳之关头，如见发热、恶寒，为阳证，为伤寒；无热恶寒，为阴证，为虚证。发热汗出为阳，无热汗出为阴。不可不识。

阴证应用之方列于后：

太阴证方，理中汤，四逆汤。

少阴证方，附子汤，真武汤，四逆汤，白通汤。

厥阴证方，吴茱萸汤，当归四逆汤。

（十四）阳证诀

阳证非说三阳腔，阳明腑证是相当。

三阴经内有阳证，原与阴邪相反方。

口苦面赤声壮厉，渴烦躁怒热而狂。

不食不饥反多力，喃喃①不睡到天光②。

癍疮毒痢脉洪数，曰火曰热是同行。

轻者清火重攻下，用着白虎承气汤。

此阳证非言三阳经之证也，乃言阴阳之阳，即如阳明胃腑实热之证。即使三阴经内亦有阳证，此与阴邪相反者也。如口苦、面赤、目红、声音壮厉、唇红、干渴、烦躁、动怒、身热、发狂、舌胎焦厚；虽不食数日亦不见饥，反加力大；或逾墙越壁，谵语喃喃，喜动而不喜静；或瞪目，或不睡，如此等症是谓阳证矣。即如癍疮毒痢，亦曰阳证。凡曰火、曰实、曰热之类，治法轻者清之、润之，重者寒之、攻之。所谓阳盛阴虚，下之则愈，汗之则死是也。总因阳气既盛，则阴气必虚，若不急济其阴，何以能抑其阳？如苦寒之药乃阴药也。

阳证应用之方列于后：

白虎汤、竹叶石膏汤加芩、连、生地、二冬，此乃清火润燥者、大承气汤、调胃承气汤，另将阳明腑证之方加减随入。

（十五）验舌法

验舌自可知轻重，白滑无胎表证医。

黄胎既热燥黑极，黑辨阴阳似锯危。

初病干焦是风湿，大忌清凉须要知。

伤寒验舌向有七十余法，歧路既多，反滋眩惑，更难分认。凡伤寒唯辨阴阳为首，验舌者亦欲推测阴阳而已。予今撮其常见者数种，比照类推，尽足考核阴阳，不须多矣。凡病

---

① 喃喃：象声词，指连续不断地小声说话的声音。

② 天光：此处为东莞方言，意为天亮。

人其舌鲜艳，色如桃花，略起浮白，此为极轻表证。倘舌起黄胎、厚胎，其邪已入于里矣。胎薄者病轻，胎厚者病重。凡黄胎既属热，倘由黄而焦，由焦而黑，其热极矣。再又舌旁，如笋似锯，舌心如镜似丹，其舌焦薄，此等多凶少吉矣。凡三阳表证，初病之日，阴阳颠倒，常见舌干似瓦，齿缝疏，切勿误作阳盛阴虚，擅用生地、麦冬等寒凝之物，但用疏风祛湿，如五苓散、桂枝合五苓发表利湿，则渴止而舌亦润矣。但以黄胎、厚焦、干黑、红瘀为阳；青白、涎沫为阴。又有胎为里，无胎或白胎为表。即此数项，自可定其阴阳表里矣。然黑胎非尽属阳，仍当辨别。如黑而焦而厚而干者为阳，如黑而润如墨①者为阴。又有下寒上热，如邪火上升，舌焦干甚，必须参以脉证者为要。

（十六）夹食辨论诀

伤寒初起必夹食，病来所食未曾消。

邪博②胃气借食势，不消其食病难调。

在上应吐中消导，在下结滞下之疗。

夹食之症仲景未曾说明，此非正病，故未及也。予思初病之际，必有夹食，俾③学者醒觉，知宿食不消，不能调治其邪，故首列此条。然见胸腹饱滞，则用吐法④；中部滞，则用消导法；肠胃之物，则用下法或用导法。先须除其宿秽，其用药必效。

---

① 墨：此处底本字迹不清，据五云楼版、四美堂版订正为"墨"。

② 博：疑为"搏"之讹。

③ 俾：为粤语方言，意为"让、给"。

④ 页眉批注：太阳表证，宜汗不宜吐，如反误行吐法，恐阳邪乘虚陷入阳明胃腑，此吐法必要上实饱滞方合。

吐法方：瓜蒂散、栀子豉汤。

消导法方：枳实栀子豉汤。

攻下法方：枳实栀子豉汤加大黄或调胃承气汤加山楂、神曲。
即虽麻黄、桂枝等汤之内加山楂、神曲、麦芽、谷芽为妙。

（十七）忌参辨诀

仲景百方参二十，虚人借此代神针。

不知谁造浮言起，世人相视等砒鸩。

伤寒莫补因邪盛，岂是当时独指参。

仲景治伤寒之方用参者，有二十四方，可知不忌参也。
今人以伤寒无补法之论，移之于参，直至虚脱莫挽之际仅投数
分，值其临死虚喘又谓人参顶死，如此俗例，牢不可破。倘遇
虚人以参入于表药之内，神效无比，唯胃实热者忌之。

（十八）治病莫计日

经言六日配六经，非言六日传六证。

脏有虚实传不传，见症治症始为精。

《内经》曰：伤寒一日太阳受之，二日阳明受之，三日少
阳受之，四日太阴受之，五日少阴受之，六日厥阴受之，此六
日以六经之数配之耳①，非②谓六日必传六经，又非前三日主
三阳，后三日主三阴也。因人之脏气不同，受病亦异，或浅或
深，传与不传，未可定准。或见止病一经二经，或病阳经而不
入阴经。凡外感阳证发热者，皆从太阳而来，不发热而病是从

---

① 耳：此处底本字迹不清，根据五云楼版、四美堂版订正为"耳"。
② 非：此处底本字迹不清，根据五云楼版、四美堂版订正为"非"。

少阴而来者也。凡三阳之证，不拘日期，首要辨清表里，如在表，是在太阳；如在里，是在阳明也。凡三阴之证，首要辨清阴阳，因三阴之经，仍有阴阳所分故也。如三阴经阳证，治法宜清；三阴经阴证，宜温故也。学者当知伤寒不可计日，见系阳证当分表里，见系阴证当分阴阳，即为精辨伤寒矣。然亦有不得不计日者，如前三日理应属表，而发热恶寒，后三日理应属里，不发热而不恶寒，前三日定属三阳，后三日定属三阴，此应计日也，此为正病也。设前三日不发热，后三日始发热，前三日属阴，后三日属阳，此为变病，是以不得不计日者。

（十九）伤寒总法诀

外感总法汗太阳，吐为上实饱滞商。

下观热实行清下，和解表里寒热良。

温驱里寒利导湿，润为津枯干燥裹。

二便利闭须通涩，虚补痰食消之强。

论内共有十六法，攻痞消瘀总相当。

用治外感无不备，总在一百十二方。

汗表法治太阳发热恶寒，涌吐法治胸膈痰水饱滞，攻里法治阳明热结，清火法治热入阳明，和解法治少阳半表半里，解肌法治和营卫以止汗，温经法治三阴里寒，利湿法治停水小便不利，润燥法治津枯干燥，通利法治小便不利，收涩法治大便滑利，补法治阳虚阴虚，攻痞法治痞满，消滞法治痰食，去瘀法治蓄血，降气法治气逆。以上《伤寒论》内共有之法者，人因少习仲景，而不知论内无法不全，无方不备。所有法内之方，入于方诀卷内。

（二十）伤寒总方诀

汗表三阳麻桂葛，吐需瓜蒂豉栀说。

下攻承气抵当汤，和解小柴黄连啜。

温里四逆理中元，清火白虎芩连诀。

滋阴炙草黄连胶，取涩桃花石脂悦。

补虚理中与建中，利水猪苓五苓撮。

轻浅风邪轻散方，消痰消食方知列。

上条言法，此条言方，方根于法，故言法亦可知方。吾于每法之下，列方二条以便考核。

法中之方列于后：

发汗之剂方：麻黄汤、桂枝汤、葛根汤、大青龙汤、小青龙汤、麻桂各半汤、桂二麻一汤、麻杏石甘汤。

涌吐之剂方：瓜蒂散、栀子豉汤。

攻下之剂方：大承气汤、抵当汤、十枣汤、大陷胸汤、三物白散。

和解之剂方：小柴胡汤、黄连汤、桂枝汤。

温里之剂方：附子汤、四逆散、理中丸、真武汤、白通汤、吴萸汤、当归四逆汤。

清火之剂方：白虎汤、葛根黄芩黄连汤、大黄泻心汤、竹叶石膏汤、白头翁汤、四逆散、甘桔汤、黄芩汤、调胃承气汤。

滋阴之剂方：炙甘草汤、黄连阿胶汤、猪肤汤。

收涩之剂方：桃花汤、赤石脂禹余粮汤。

补虚之剂方：理中丸、小建中汤、人参桂枝汤、炙甘草汤、人参白虎汤、桂枝甘草汤。

利水之剂方：五苓散、十枣汤、茯苓四逆汤、栀子柏皮汤、茵陈蒿汤、茯苓甘草汤。

消痰之剂方：小柴胡汤、朴姜半草人参汤。

通导之剂方：蜜煎导法、猪胆导法、土瓜根导法。

消瘀之剂方：桃仁承气汤、抵当汤。

降气之剂方：栀子厚朴汤、桂枝加厚朴杏仁汤。

驱寒之剂方：干姜附子汤、麻黄附子细辛汤。

祛风之剂方：桂枝汤。

软痞之剂方：代赭①旋覆汤、甘草泻心汤、大陷胸汤、小陷胸汤。

消食之剂方：枳实栀子豉汤。

（二十一）三总病四总方诀

> 伤寒三病风寒热，表里阴阳四总方。
> 风寒在表宜麻桂，在里为热承气汤。
> 阳证大承阴四逆，风用桂枝寒麻黄。

《伤寒论》内三百余症，不知其要者，如望重洋，不知底岸。知其要者，实得风、寒、热三字可以概之，然此三字之中，各分表里阴阳者。如热字，有表热、里热；寒字，有表寒、里寒；唯风字，止有表风，而无里风而已。至于治法，表热者，用麻黄汤、桂枝汤等以发散之；里热者，用大承气汤攻下之；表寒者，用麻黄汤以散之；里寒者，以四逆汤以温之。

---

① 代赭：原文为"代者"，据药典订正为"代赭"。

凡治风以桂枝，治寒以麻黄，一定不易矣①！设使风作寒治，寒作风治，表作里，里作表，阴作阳，阳作阴，用治颠倒，自然有误，可不待言。又如承气汤治阳盛热证所用，倘误用四逆汤，焉不误？四逆汤治阴盛寒证所用者，倘误以承气汤，岂有不误？是以此二方须分阴阳之证清楚，始可用也。阴证即寒证，阳证即热证也。如麻黄治寒，桂枝治风，此二方须分风寒清楚，始可用也。又如麻桂二方通治表证，承气汤专治里证，此三方乃表里之方，如分得表里清楚，始可用也。总之，学伤寒者，首先学熟表里阴阳四法为先，则认证用方保无差误之虞矣，但用百方可免误论。

予曰：今人治伤寒、中风从不用至麻黄、桂枝、承气、四逆四方矣，岂今世真无此等证乎？总因今人习俗书，重辨方而不重辨证，辨证不清，不敢轻用此四方耳。仲景因证造方，比之锁匙，是其锁而造其匙，岂有不开者。其如今，人不善认锁，故弃其匙耳。如论内，论太阳伤寒应用麻黄发汗，而或用桂枝解肌则有误；太阳中风应用桂枝解肌，而或用麻黄发汗则有误。此辨伤寒、中风不清者，连麻黄、桂枝总不敢用矣。又太阳伤寒表证也，宜用麻桂以发表，若或认为阳明里证，而用承气以攻之则有误；果系阳明里证宜用承气，又或误认为表证未除，而用麻桂，则又误矣。如辨表里不清者，连麻、桂、承气总不用者。三阴经内有真寒假热宜用四逆，真热假寒宜用大承，稍有混用则又有误，其辨阴阳寒热不清者，连大承、四逆总不敢用也。仲景立明此等方证，欲人辨清表里阴阳，不可混

---

① 页眉批注：风指中风，寒指伤寒什症，风、寒可以混治，伤寒、中风不可以混治。

用，重重申戒，再四论明。岂意今人因为仲景禁戒愈严，畏用愈深①。辨证不清者竟视四方等之砒鸩，岂不大负先师之初意乎！

然今人知畏此古方之可贻误，而不知不用此古方留病养痈贻误更大也，何也？比之有其锁，而无其匙也。吾今欲将某症可误，逐证言明则多而难，止将四方于临证用时有误之处，逐方言明则易。如医者见系太阳伤寒，欲用麻黄之时，倘见有汗且勿用，反恶热且勿用。如见系太阳中风欲用桂枝之时，见无汗且勿用，反见恶热且勿用。如系阳明腑证欲用大承气之时，见有恶寒且勿用，头身痛且勿用，无汗且勿用。如见阴证、真寒假热用四逆汤之时，如见舌胎焦厚、恶热、发渴，并且勿用。如见阳证、真热假寒欲用大承气之时，见有恶寒且勿用，下利清谷且勿用。即此四方仲景论内，千言万语，贻误混用，亦为此等症，挽救急危，亦为此等方。吾教后学不必妄用此方，但于临证用方之时必须留心再看，有如上项勿用之症，则戒勿用，斟酌停当，然后用之，可免贻误矣。

用方须知法：

麻黄汤，忌有汗，忌恶热，忌脉迟沉小②。

桂枝汤，忌无汗，忌恶热，忌脉紧数沉。

四逆汤，忌恶热，忌舌胎焦厚，喜冷，脉数实。

大承气汤，忌恶寒，忌无汗头痛，忌舌胎白滑，忌脉浮迟涩小。

---

① 深：此处底本字迹不清，根据四美堂版、五云楼版订正为"深"。

② 小：此处底本字迹不清，根据五云楼版订正为"小"。四美堂版为"六"，与文意不符。

仲景设立此等方所治此等证，如因锁造匙无有不开。今人畏用此等方，是有其锁不用其匙，少得开者宜也。又将四方编诀，学者读熟，自然知用知忌矣。

1. 麻黄汤宜忌诀

伤寒发表用麻黄，有汗投之不可当。身凉发渴或恶热，脉沉微弱总须防。

2. 桂枝汤宜忌诀

原是中风用桂枝，无汗身疼切勿施。大渴恶热舌胎厚，脉数沉紧并非宜。

3. 四逆汤宜忌诀

阴寒阴证用四逆，恶热发渴方另择。舌胎干厚与焦红，脉浮数迟为通达。

4. 大承气汤宜忌诀

阳明阳证大承气，无汗恶寒须要忌。不渴头疼舌白胎，脉小浮迟总不利。

5. 四方药味诀

麻黄汤有桂草杏，桂枝草芍姜枣亲。四逆炙草附干姜，承气硝黄枳朴论。

吾以此四方为四大纲领之方，治证独重独多，为世讹传误听，畏而不用，深为可惜，是以将四方汇①其药诀，以便人之易记耳。

---

① 汇：此处底本字迹不清，据五云楼版、四美堂版订正为"彙"，简体为"汇"。

（二十二）各半证诀

半表里又阴阳合，外热内寒痰水多。

双解分消或和解，先温后表有移那①。

凡病有半表半里、半阴半阳、外热内寒，有外风、内水，有风寒两感，夹湿、夹痰、夹水，治法或用和解，或内外双解，或先温里寒后驱表热，或先发表后攻里，各有治法。

各半方备列于后：

半表里和解方：小柴胡汤。

双解方：大青龙汤、麻桂各半方、桂二麻一方、大柴胡汤。

分消方：麻黄连翘赤小豆汤、五苓散、桂枝加苓术汤、麻黄加白术汤。

寒热各半方：黄连汤、乌梅丸、附子泻心汤。

外风内热方：桂枝加黄芩汤、桂枝加葛根汤。

外风内寒方：桂枝加附子汤。

表证夹热方：麻黄杏仁甘草石膏汤、葛根黄芩黄连汤、葛根汤、桂枝加大黄汤、麻黄加石膏汤、阳旦汤、大青龙汤。

表证夹寒方：小青龙汤、桂枝加附子汤、桂枝去芍加附汤。

表证夹水气方：麻黄加术汤、五苓散、桂枝加苓术汤、小青龙汤、苓桂术甘汤。

---

① 移那：为调换之意，指此处当先温里，后解表。

（二十三）发热自汗四证相同各诀

> 风温中风与中暍，阳明四证汗而热。
>
> 中风中暍恶风寒，中暍风温阳明渴。
>
> 温风阳明有传经，中暍不传即此别。
>
> 阳旦风温风桂枝，白虎阳明同中暍。

三阳受病未有不发热，除伤寒无汗之外，亦无不有汗者。然计发热、自汗，则有风温证、中风证、中暑证、阳明证，此四证相同者矣。而内中不同者如中风、中暑则恶风寒，阳明、风温则不恶风寒。又不同者，中暑、风温、阳明则发渴，其余中风、阳明、风温此三证有传经，中暑证则不传经。即此四证有同有不同，学者胸中成熟。辨证自不难矣！

发热、自汗、发渴者，阳明证、风温证、伤暑证。中风不渴。

发热、自汗、恶寒者，中风证、伤暑证。风温、阳明不恶寒。

发热、自汗、传经者，中风证、风温证、阳明证。伤暑不传经。

四证应用之方：白虎汤阳明、风温、中暍、渴，桂枝汤中风恶寒，五苓散中风、渴，阳旦汤风温。

（二十四）并病合病诀

> 合病不止三阳证，阴阳应有合他经。
>
> 此证多利或兼呕，葛根黄芩阳证精。
>
> 阴厥吐利即是合，四逆通医分重轻。

论内独言合病、并病专指三阳而言，未见有说及阴经合病者。以吾看之，三阴合病亦多。如厥阴首言厥，少阴首言利，太阴首言吐，设有吐而利是太阴合少阴也，吐而厥是厥阴合太阴也，厥而利是少阴合厥阴也，若发厥而兼吐利是则三阴共合之病也。三阴各有专方，如太阴则理中，少阴则附子与真武，厥阴则吴萸、乌梅，唯四逆汤三阴皆用。吾故谓凡三阴合病，必当四逆为主，然则三阴似有合病乎。至于论内所言合病、并病甚简。以吾所度，凡今伤寒之证全是合病，从无见过一经之证清清楚楚而不夹杂者，如表里兼病者多，何也？若遇发热、恶寒、头痛，此表证也。设若发渴或下利即系里证也，亦岂不是合病乎？学者首当知之。

合病应用之方：

葛根汤太阳合阳明下利者、黄芩汤太阳合少阳下利者、葛根加半夏汤太明合病不下利但呕者、黄芩加半夏生姜汤不下利但呕者、麻黄白虎汤太阳阳明合、桂枝白虎汤太阳阳明合、桂枝柴胡汤太阳少阳合、大承气汤三阳并合、白虎汤三阳合、柴胡加葛根汤少阳阳明合、柴胡加白虎汤少阳阳明合。

以上皆三阳合病之方。

麻黄附子细辛汤太阳少阴合病、四逆散少阳合厥阴、桂枝加大黄汤太阴合阳明。

以上阳合阴之方。

凡三阳合病，有表里之分。合之在表者葛根汤，合之在里者白虎汤、承气汤，合之半表半里者黄芩汤。三阳合病下利，仍散表，若不下利而呕者，必加半夏取其降逆气也。若三阴合病下利，阳证宜清火，阴证宜温经。论内言并病，并归阳明宜大承气汤，并归少阳则用刺①，言之更简，学者宜审其现在之证，分轻重而治，当亦不羞。

（二十五）急下证诀

急下六证分三经，汗多睛倦阳明二。

太阴腹满实痛一，少阴咽燥利清三。

伤寒外感证候，人知所急在阴证者多，故附子、四逆等方多敢用，而大、小承气汤少敢用也。殊不知论内用附子证止有二十条，用大黄证则有五十条，用大承气汤之证竟居二十证，用四逆汤证止得九证，可见阳证居多，而阴证少也。阴证死，人人常知而救之，唯阳证危急，人多忽之者。但用大承气汤证候二十证不能备录，今将急下之六证原文录之于此，此即刻不能缓之症，学者首当认熟以备救人可也。

六证原文：

论曰：阳明病，发热汗多者，急下之，宜大承气汤。恶寒则不在此例。

论曰：伤寒六七日，目中不了了者，睛不和，无表里证，大便难，身微热者，此为实也，急下之，宜大承气汤。以上二证入阳明经。

论曰：少阴病，六七日腹胀，不大便者，急下之，宜大承气汤。谓以六七日不大便又腹胀也。

论曰：少阴病，得之二三日，口燥咽干者，急下之，宜大承气汤。谓干燥以二三日也。

---

① 刺：此处底本字迹模糊，根据五云楼版订正为"刺"。

论曰：少阴病，自利清水，色纯清，心下必痛，口干舌燥者，急下之，宜大承气汤。以上三证入少阴经。

论曰：发汗不解，腹满痛者，急下之，宜大承气汤。腹满不减，减不足言，当下之，宜大承气汤。此一证入太阴经。

（二十六）夏无伤寒辨诀

闻说夏月无伤寒，夏月寒多反不虑。

夏时外热寒居中，霍乱阴寒正当惧。

阳气居冬冬热多，传经阳邪冬月倍。

陶节庵谓调冬月伤寒，则宜温散，三时天气热，宜用凉散。似说伤寒属寒，是以今人凡于三季外感，皆用凉散之剂，此大误也。孰不知夏月外虽热而内则寒，故凡阴寒之证，生于夏月者多，但夏月皮肤疏泄，常有汗出，故不宜麻黄一味而已。其余一切风寒之证，实应温散，如桂枝汤治夏月之外感伤寒等证，乃天造地设之方。唯冬令风寒内热者多，合于桂枝汤证反少。愚见实与节庵之意相反，故立四时受病不同一论，学者首当阅之，可知冬春多病热，夏秋多病寒，留心商度，无为古人所误，无为俗例所拘，乃可以为医，乃可以救人，予故不厌重烦，多立此条耳。

第六卷　伤寒杂证问症知方

◎ 方证歌诀总方序

先师《伤寒论》内因症造方，比之因锁造匙。故熟读《伤寒论》者，本可问症知方。熟读伤寒方者，本可问方知证，一切方证本属相连。但欲熟读《伤寒论》，熟尽伤寒方，大非轻易，何也？论内词古义深，固非易熟，更不易通，不轻得问症即可知方。又伤寒之方，药类相近，增一味则不同名，减一味则不同治，甚难尽熟，岂轻得问症知方哉！今将《伤寒论》内一切方证全数编诀，上卷证诀，先将六经全盆稽核①，同证分经，尽数指明，辨别阴阳表里、治法治方，包罗一诀之内。间有不齐，则于注内补上。熟读一证诀，即能医治一证，因名曰问症知方。下卷方诀，诀内指明药味，应治之法，一一指明。或有不齐，则将该方所治之症，原文备录于后，以便考核。果能熟读一方诀，自然善用一方，因名曰问方知证。大凡证诀之言，皆先师之言，予不敢背叛一言，方诀之药，皆先师之药，

---

① 全盆稽核：意为全面审核查对。

予不敢遗失一味，予注是书也，颇劳心力，幸勿视为具文，但愿后学遵照古法圣方，无为俗书所误，岂独予之幸哉！

东莞陈焕堂自序

一、读法

凡杂病专指《伤寒论》内皆有之症。凡一症，有属一经，有属三二经，或六经皆有者，必一一声明，不敢遗漏。如头痛则云三阳及厥阴，然则四经有二经无矣；又曰咳嗽，伤寒止三经，太、少二阳及少阴，然则三经有，三经无矣；又如身痛六经皆有矣，余皆仿此。凡症必兼言方，如不能言方，则必言法，法内有方故也。诀内言阴字即是阴证，或是阴经。言表字即是表证，即是表法，即是用表方。又如温、清、攻、下、寒、热、吐、汗皆系治法。凡某证诀内指用某方，请将①某方诀内亦有指明能治某证，所谓问症知方，问方知证者在此。凡诀内所言燥字，是干燥，躁字是烦躁。又如瘀血、湿、痰、水、气、滞、硬、潮、谵、满、实、黄、烦、饮、胀等字皆系病名。

二、伤寒问症知方歌诀

（一）发热症诀

> 发热外感是三阳，恶寒为表不寒里。
> 温风暑汗寒无汗，三阴不厥热非奇。
> 凡病热在病犹在，热如不退是危机。

凡伤寒外感，一切因风寒证候，但见发热，即是三阳，阳经之证。阴经之证，不当有热，倘见发热，仍为阴中夹阳，若阴证发热，又兼发厥，恐系亡阳，则症不善。故曰三阴不厥

---

① 请将：疑为衍文。

亦非奇。论内三百九十余证，除真正阴邪之外，无一而不有发热。若不发热，脉静，可云病愈。若有热一日，犹是有病一日，倘热久不退，终是凶机。但发热之症，仍有表里之分，如发热恶寒者即是表证，发热不恶寒者是为里证。表证即太阳，里证即阳明也。又如伤寒、中风固然发热，即使风温、伤暑亦皆发热，然可辨者。风温、中风、阳明则发热而有汗，唯伤寒则发热而无汗。至于发热治法亦有分辨，热在表者则当发散，在里者则当清火，或甚者则当攻下。设使论内所言温、暑、湿、痉、霍乱等症亦有不发热者，治法亦大约相同。唯三阴经内，阴证发热，最忌发表，仍当辨定阴阳为主。或宜温经，或宜清火，或先温里，后攻其表①。

发热症应用之方：

发热，汗出，恶风，用桂枝汤；

发热，无汗而喘，用麻黄汤；

发热，鼻鸣，干呕，用桂枝汤；

发热，痞硬，干呕，用十枣汤；

发热恶寒，寒多热少，用桂枝二越婢一汤；

发热无汗，微喘，小便不利，用桂枝去芍药加茯苓白术汤；

发热，脉沉，身疼，下利清谷，用四逆汤；

发热，汗多，阳明证急下，用大承气汤；

发热而渴，小便不利，阳明证，用猪苓汤；

发热，身黄，阳明证，用栀子②柏皮汤；

---

① 页眉批注：阴证忌表。

② 栀子：此处底本字迹不清，根据五云楼版订正为"枝子"，据药典改为"栀子"。

发热恶寒，肢疼，微呕，支结，少阳证，用柴胡桂枝汤；

发热，汗不解，痞硬，呕吐，不利，少阳证，用小柴胡汤；

发热，脉沉，少阴证，用麻黄附子细辛汤；

发热而利，汗不止，厥阴证死；

发热厥利，躁不得卧，厥阴证死。

（二）头痛症诀

头痛风寒痛不休，三阳均有太阳多。

然总要之分表里，厥阴会顶亦能魔。

阳证发表或清火，阴证当知温药科。

三阳经脉俱在头，凡三阳受病风寒，其头必痛。若内伤头痛，或痛或不痛，痛有止时；外感风寒之痛，痛无休歇。然三阳三经之病俱有头痛，唯太阳之病多，故太阳头痛亦独多。三阴皆无头痛之症，因三阴经脉不到于头故也，唯厥阴一经，内与督脉会合到顶，亦有头痛者。但治法要分表里，表者即为太阳，则应发表，里者即为阳明，即宜清火，厥阴头痛，即宜温经。如分步位，阳明痛则在头角，少阳痛则在耳之上、眼之外、左右太阳之位，太阳经头痛多在脑及额，厥阴头顶，因其各经之步在此之故也。

头痛应用之方：

太阳寒痛，麻黄汤；

太阳风痛，桂枝汤；

少阳痛，小柴胡汤；

阳明经证，葛根汤；

阳明腑证，白虎汤；

阳明腑甚者，承气汤；

厥阴痛，吴茱萸汤。

（三）项强症诀

项强项颡①太阳脉，伤寒痉病结胸得。

少阳②之脉亦到项，小柴葛根症莫失。

三阳经脉皆自头至项，故三阳感受风寒，则颈项虽非大痛楚，亦不能如常之柔和。然凡见颈项强硬，则必有兼症，亦断不止项强一症者也。如太阳一经受病，故有是证，阳明少阳受病，亦有项强，故曰小柴、葛根等方莫失也。其余痉症，不拘柔痉、刚痉，总见项强，即如结胸之症，胸上结满，亦颈项强硬，故论内有结胸症如柔颈样，此乃项强，实非项强，吾亦点明，使学者可知，又有似项强之症者而已。

项强应用之方：

太阳伤寒项强，麻黄汤；

太阳中风项强，桂枝汤；

阳明项强，葛根汤；

少阳项强，小柴胡汤；

柔痉项强，桂枝加葛汤；

刚痉项强，葛根汤；

太阳似结胸，桂枝去芍加苓术汤；

结胸似项强，大陷胸丸。

---

① 颡：此处底本字迹模糊，根据五云楼版、四美堂版订正为"颡"。

② 少阳：原文为"少明"，为形近之讹，据上下文意订正为"少阳"。

（四）恶风寒症诀

　　　伤寒恶寒风恶风，阳证宜表阴宜温。

　　　恶风无风即不恶，恶寒虽覆被亦寒。

　　伤于寒即恶寒，伤于风即恶风，亦犹伤于食即恶食，伤于酒即恶酒之类。但恶寒未必不兼恶风，恶风者亦必兼恶寒，故曰恶风寒。凡恶寒者发热即是阳证，宜发表；恶风寒身不发热即为阴证、虚寒证，宜温，宜补。犹有辨者，恶风者当风即恶，避于密室即不恶；如恶寒者，虽处密室，厚衣覆之其恶不减①。然恶寒者多属阴，恶风者多属阳。

　　恶风寒证应用之方：

　　阳证宜表者，麻黄汤、桂枝汤；

　　阴证宜温者，四逆汤、附子汤；

　　虚证宜温者，桂枝加附子汤、桂枝新加汤。

（五）乍寒乍热诀②

　　　乍寒乍热名寒热，不似潮疟有定期。

　　　此是表邪散未尽，日三二度太阳多。

　　　散表和解择方用，桂二散麻一表小柴和和解。

　　凡曰潮热、曰疟皆有定期，唯乍寒乍热，亦即寒热往来是无定期。初因发表不曾合法，表邪尚存，寒热相争，热胜则热，寒胜则寒。或在半表半里之间，阳出则热，阴出则寒。凡

---

① 不减：底本破损，根据五云楼版、四美堂版订正为"不减"。

② 诀：原文无"诀"，本篇为歌诀体例，力求体例一致，故加"诀"，下同改。

经发表之后而得此症，则依发表未透，则用桂二麻一汤，微微汗之；如未曾发汗而见此症，则是邪在半表半里之间，当依少阳小柴之法；如夹热多者，于柴桂方内加石膏，或合白虎；如夹寒多者，可于柴桂方内另加干姜，或加附子，随人通变。至于夹痰、夹食、夹水、夹湿，总当有之，不可不晓，然此症仍属表，潮热属里。

乍寒乍热应用之方：

可小微汗者，宜桂枝二麻黄一汤，或麻黄桂枝各半汤_{散表}；

可和解者，宜小柴胡汤_{和解}，或黄连汤_{和解}；

夹热者，柴胡白虎汤_{少阳夹热}，或桂枝白虎汤_{太阳夹热}；

夹寒者，宜小青龙汤_{太阳夹寒}，或柴胡加干姜汤_{少阳夹寒}。

（六）如疟症诀

如疟真疟有定期，症属三阳表证施。

桂麻桂越柴胡等，葛根白虎尽相宜。

如疟之症，太阳未尽之表邪居多，然少阳亦有之，阳明间中①有之，三阴之经决无其症。但视其邪重在何经，再测偏寒、偏热、夹痰、夹水、夹寒、夹热、轻重、浅深、久近。日发者气分夹实，夜发者血分夹虚，但观其邪之所在而逐之。

如疟症应用之方：

太阳余邪，桂枝二麻黄一汤，汗多者亦宜之；

少阳之邪，小柴胡汤；

发渴，小柴合五苓散；

---

① 间中：此为东莞方言，意为"时有"。

日晡所发热者，小柴加芒硝汤，或小柴合大承气汤；

汗出多者，桂枝合白虎汤；

虚者，桂枝汤加黄芪；

夹食者，小柴加山楂、神曲，肉食者加山楂、草果；

微厥者，小柴加赤芍、青皮，或小柴合四逆散；

热甚便闭，柴胡桂枝合小承气汤。

以上此症，无汗要有汗，汗多须要止汗。

（七）无汗症诀

无汗寒热自应表，寒在皮肤发为要。

阴证本无汗勿发，汗为血液须知晓。

发汗须知身有热，无热而发误非小。

凡发热、恶寒、无汗，即是伤寒，自应发表。何以无汗？因寒属阴，阴邪客于皮肤，则腠理密，而汗不得出也。大凡恶寒身热，固应发表，倘见脉得沉迟、沉细之脉，此属阴脉，阳证阴脉，大忌发表，麻黄汤不合用也。何也？阴证本应无汗也。倘阴脉而得身热，此是少阴合太阳，止从麻黄附子细辛汤而已，其余一切身凉之阴证，切记发汗则夺津血，变症莫测也。

无汗应用之方：

伤寒，麻黄汤；

风寒两感，大青龙汤夹热者；

风寒夹寒，小青龙汤；

伤寒夹热，麻黄杏仁甘草石膏汤；

阳明无汗，葛根汤；

宜小汗者，桂二麻一汤；

少阴合太阳，麻黄附子细辛汤；

宜微微似汗者，麻桂各半汤；

宜小汗而夹热，桂枝二越婢一汤。

（八）自汗症诀

汗热恶风太阳表，热汗恶热阳明里。

自汗不热恶寒虚，汗多脉紧亡阳虑。

汗后脉洪表未除，仍须再汗桂枝寄。

汗出不解热蒸蒸，胃热调胃之承气。

自汗、发热、恶风是太阳中风之表证也；自汗、发热又恶热是阳明里证也①；自汗不发热、恶风寒是阳虚证也；自汗多而脉紧，此为亡阳证可虑者也。发表汗出之后，表证未除，仍须再用桂枝汤以汗之。若自汗病不解，热气蒸蒸，此是胃热之症，宜调胃承气汤和之可也。

自汗，身发热者有三症相同：

自汗身热、恶风，为太阳中风者，宜桂枝汤；

其脉浮缓，自汗、身热、恶风，为伤暑者，宜人参白虎汤_{其脉数，浮而虚且②发渴}；

自汗、身热、恶风，为太阳柔痉者，宜桂枝葛根汤_{其症项强几几}。

自汗身发热反恶热有二症相同：

---

① 页眉批注：不恶寒而恶热者便是。

② 且：此处底本字迹不清，根据五云楼版订正为"且"，四美堂版为"其"，与文意不符。

自汗身热反恶热者，为风温①，宜桂枝汤、白虎汤，或阳旦汤有头痛、脉浮。

自汗身热反恶热者，乃阳明，宜白虎汤、承气汤具有渴，此无头痛，脉沉实而长大。

自汗身不发热者，为阳虚，宜四逆桂枝新加汤；

发汗后，自②汗不止者，名漏汗，宜桂枝加附子汤；

自汗多，出不止者，而脉紧，名亡阳，宜四逆汤、附子汤。

又自汗应用之方：

十枣汤停饮自汗发热，太阳、桂枝甘草汤汗多叉手冒心、茯苓甘草汤汗出不渴、大柴胡汤发热汗出，表证不解、承气汤③发热汗出、栀子豉汤加甘草发热汗出，不恶寒而少气者。

（九）漏汗症诀

漏汗初因发汗后，汗出非与自汗同。

便短肢拘津液少，桂枝加附少虚风。

漏汗一症，因发汗之后，其汗不止，非同自汗者比。自汗者因于营卫不和而致者，漏汗者因于发表过度，虚其腠理，阳气、阴津一并而出，故有见小便短少、四肢拘急之候，急宜桂枝加附子汤，内补其阳，外实其卫，迟则立见亡阳莫挽。

① 页眉批注：风温一证，病兼表而重里，盖春月阳气勃发，时出在阳明之分，倘外触邪风，引动内热，热气乘之而出，是以病即有渴、恶热之症，非同传经阳明之比也，然表邪方来，其热正盛，所以头痛、脉浮亦见。

② 自：此处底本字迹不清，根据五云楼版订正为"自"，四美堂版为"日"，与文意不符。

③ 页眉批注：阳明腑实。

漏汗症应用之方：桂枝加附子汤_{实肌表}，四逆汤加人参、白芍_{补阳}。

漏汗症应用之方：桂枝加附子汤﹍实肌表，四逆汤加人参、白芍﹍补阳。

（十）亡阳诀

　　　　脉紧汗出是亡阳，有热不热亦须防。

　　　　阳向外亡里阴盛，桂枝附子四逆汤。

　　亡阳一证，里阴既盛，迫阳外出，阳出既尽，而阴亦不能独全，而死易矣。然此症脉紧汗出，有发热，或不发热，总谓之亡阳。恶寒者重，不恶寒者轻。常见临死之际，反见身冷恶热，其阳外脱之机矣。如漏汗不止之症，亦即亡阳之类，故用桂枝加附子汤，取其固表、温内寒之意。

　　亡阳应用之方：四逆汤﹍温里，桂枝新加汤﹍补虚，桂枝加附子汤﹍祛寒实肌表。

　　愚见一痰火证将死与痫证将死之日，身冷如冰，无汗而见恶热，不离掌扇，吾谓其阴气脱于内，阳气出于外，此亦亡阳之例。

（十一）身痒症诀

　　　　身痒虫行表不撤，皮肤闭密怫郁结。

　　　　面赤热色身又痒，桂麻小汗痒自歇。

　　身痒一症，因于表邪尚在，郁于皮肤，故令身痒也。即如面赤热色亦由发表未透，总宜桂二麻一汤，微微发表，微微汗出，自愈可也。

　　身痒应用之方：桂二麻一汤﹍微发汗、麻黄桂枝各半汤﹍微发汗。

（十二）面色赤症诀

　　　　面色热赤表未透，麻桂半汤微汗凑。

阴寒阴躁格阳多，四逆加葱功可奏。

初病者面色红赤光润，因表邪初盛，未足为异，倘日久而见红赤之色，则有二种，一者因于发汗不彻，余邪怫郁，宜以桂麻各半汤，再令微微出汗自愈；一者阴盛于内，格阳于外，是为阴证，急宜温经回阳为主。

面色赤症应用之方：麻桂各半汤表证用此、通脉四逆汤阴证用此。

（十三）身痛症诀

身痛六经均有此，三阳发表阴温里。

发汗之后身仍痛，亡阳脉紧虚脉微。

身痛一症，风寒之邪，留于经络。三阳固然有之，设寒入于筋脉，令人拘急，阴证亦有之。如筋痛属肝，骨痛属肾，腰脊①骨节属太阳，胁肋属少阳，总当分晰。三阳表邪身痛，宜发表；阴寒之邪，宜温经。凡身痛之脉，属表脉浮，属阴脉沉，又发汗之后，亡阳脉紧，虚证脉微。

身痛应用之方：麻黄汤太阳寒邪身痛、大青龙汤两感身痛似少阴者、桂枝新加汤发汗后身体痛、附子汤背寒、身痛、脉微、桂枝汤太阴身痛者、四逆汤阴证身痛、甘草附子汤风湿掣痛、桂枝附子汤风湿身痛不能转侧。

（十四）头眩症诀

头眩新久分虚实，三法既施必是虚。

---

① 脊：此处底本字迹不清，根据五云楼版、四美堂版订正为"脊"。

初病即有为表实，痰火水气上头居。

头眩一症首分虚实，虚者温之、补之，实者散之、清之，久病见眩主虚，初病见眩主实。如虚者因于汗、下之后，阳气上虚，阴气上越故也，宜温补之；实者风、火、痰湿、水气上于头故也，宜散之、清之。

头眩症应用之方：苓桂术甘汤饮多悸眩、真武汤阳虚悸眩、茯苓甘草汤饮多悸眩、桂枝新加汤虚眩、瓜蒂散水气头眩。

以上三阳表证居多，所用之方亦太阳经内之方多者，里证列后。

（十五）潮热症诀

潮热如潮期有准，邪潜阳腑气血分。

伤寒无热不成潮，应清应下须当认。

潮热一症有定期，疟症亦有定期，但疟有表有里，有阴有阳，潮热则专属阳而无阴，专属里而无表，有热无寒，故无热不成潮，唯分热之轻重，邪之在气在血。

总之热多则伤阴，其在血分居多矣，轻者清之，重者下之而已。

潮①热症应用之方：大柴胡汤内外俱热、柴胡加芒硝汤日晡所发、人参白虎汤少阳热、柴胡合白虎汤少阳潮热、大承气汤阳明热。

气分之热可加苓、连，血分之热可加地、芍。

---

① 潮：原文为"湖"，形近之讹，据文意订正为"潮"，潮热为中医名词，指发热按时而至，如潮水按时来潮一样。

（十六）不恶寒反恶热症诀

病分恶寒不恶寒，恶寒为表不恶里。

表邪入里反恶热，清火之剂必要知。

外感之病以恶寒、不恶寒以辨邪之所在，凡恶寒在表，不恶寒为在里，又不恶寒而反热者则属阳明无疑，轻者清火，重者攻下。

不恶寒反恶热症应用之方：白虎汤阳明、葛根芩连汤太阳、人参白虎汤阳明、调胃承气汤阳明、大柴胡汤少阳、小承气汤阳明。

（十七）头汗症诀

头汗寒邪攻上头，结胸痰血结中州。

上吐下攻中导结，从无补法病堪忧。

头汗者，颈以上则有汗，颈以下则无汗，故曰头汗，此属阳证，从无阴证之例。因为阳邪结郁于胸，阴阳间隔，血气不能流通之故也。如伤寒结胸、郁火蓄痰，皆能壅闭，但当知①其因于何项而逐之已。

头汗应用之方：柴胡桂枝干姜汤停水头汗、大陷胸汤结胸头汗、抵当汤蓄血头汗、大承气汤蓄热头汗。

（十八）口舌干燥症诀

口燥舌干似瓦干，虚火湿火实火般。

阳明邪热肾火燥，清火滋阴散湿安。

---

① 当知：原文此处出现两个"当知"，为误笔，删其一。

平和之身，水火相配，火则从下而行，水则从上而升，是以口舌津液常湿，决无干燥之事。倘一有病，水火偏盛，阴阳倒用，火逆上而水下行，则有口舌干燥之症见矣。火之轻者，止见口舌干燥而已；火之重者，则竟有如瓦如炭之燥。然其中须辨者，虚实之火、阴阳之火、风湿之火，倘证不同，治法亦异。即如少阴之虚火，必须润也；阳明之实火，须攻下也；风湿之火，须疏风利湿也。用方混乱，岂无贻误？设使风湿之火，口干舌燥、发渴，宜用五苓散，或桂枝合五苓是也，倘以麦冬、生地之辈投之，焉得不误乎！

口舌干燥应用之方：桂枝合五苓散风湿之火、大承气汤阳明实火、四逆汤格阳假火、白虎汤阳明、黄连阿胶汤滋阴少阴、猪肤汤滋阴少阴、炙甘草汤滋阴少阴。

（十九）咽痛喉痹诀

咽痛厥有少阴多，寒热格阳仔细吵。

阴痛不肿阳痛肿，肿闭厥阴喉痹歌。

厥阴、少阴二经经脉到于咽喉，故伤寒咽痛、喉痛止属少阴、厥阴二经之症，其余皆无此症也。但厥阴患此者少，少阴患此者多。少阴有喉痛，厥阴有喉痹。痹者闭也，指喉咙肿塞之谓。然厥阴、少阴二经均有阴火，凡二经之证皆有阴阳之分，是以喉痛之症，首先辨清阴阳证，但阴证则痛而不肿，阳证则痛而兼肿，阴证虽痛而不赤瘀，阳证痛则赤瘀而烂。若肿、若烂，为喉痹，少阴咽痛多，厥阴喉痛多。此言咽喉痛是指《伤寒》中而言，凡杂症咽喉不在此例。

咽喉症应用之方：通脉四逆汤阴证、猪肤汤少阴阳证、甘桔汤少阴、半夏散少阴风火痰、苦酒汤少阴、麻黄升麻汤坏证、大承气汤阳证。

（二十）发渴症诀

渴症邪入腑脏里，太少有渴阳明饶。

太阴本寒无渴症，少阴大渴厥阴消。

须问小便利不利，水饮津枯尽可招。

凡渴皆属阳证，若阴寒之证则无渴。大约能令人渴者，皆热邪入于腑，而煎熬津液者有之；若汗吐下之后，消耗津液者有之；停饮不化，蓄而为热、为湿者有之；阴阳颠倒，火逆于上，水倒于下者有之；阳盛阴虚者有之。凡伤寒初病，太阳之经，未成郁热，尚无渴症，倘若入于膀胱之腑，蓄为停饮，则有渴也。少阳为半表里之经，病入其经必渴。故曰太阳、少阳有渴，阳明饶多。伤寒传入三阴，皆应有渴，唯太阴本自脏寒无渴症，至于阳邪传到少阴，皆有大渴，传到厥阴，则有消渴。消者，随饮随消也。又如温症、暑症，皆有渴。凡治渴症必先知其阳经、阴经，某经之症即择某经之方。又有要紧辨证之法，首问其小便利否，长短、赤白为主。如渴，小便利，是由邪火煎熬，迫津液下行；渴而小便不利，为下焦停水，水道不化，故令渴也；多而长是热迫其长也；短者亦有两说，一火热煎短，一津液枯而短；小便赤是热，曰清非热，即可辨也。

太阳，渴、无汗、小便利，大青龙汤；太阳，渴、无汗、小便不利，小青龙汤；太阳，渴、有汗、小便利，桂枝合白虎汤；太阳，渴、有汗、小便不利，五苓散。阳明，渴、无汗、小便利，葛根合白虎汤；阳明，渴、无汗、小便不利，五苓散加石膏、滑石；阳明，渴、有汗、小便利，白虎汤；阳明，渴、有汗、小便不利，猪苓汤。少阳，渴、小便利，小柴胡去半夏加花粉；少阳，渴、小便不利，小柴胡加茯苓。少阴，渴、阳邪、小便赤，猪苓汤；少阴，渴、阴邪、不利、小便白、引水自救者，真武汤。厥阴，渴、阴邪、不利、引水自救者，少少与饮之；厥阴，渴、阳邪，白虎汤。太阴经无渴症。

渴症应用之方：竹叶石膏汤烦渴、暑渴、文蛤散太阳、栀子柏皮汤阳明湿热、茯苓甘草汤太①阳水、柴胡桂枝干姜汤少阳、白头翁汤厥阴热渴、五苓散小便利者忌用，津液枯引水自救者忌用、白虎汤小便不利者忌用。

（二一）喘症诀

> 喘症伤寒表里宣，水气痰火风寒冤。
>
> 症属三阳清汗吐，三阴有喘病难痊。
>
> 脉涩厥冷汗润发，见血不卧命如悬。

喘症多属肺家，唯伤寒则为太阳所属居多，阳明有喘而无咳，少阳则有咳而无喘，唯太阳则喘咳皆有。然喘症有表有里，有阳无阴，阴证见喘，此乃虚脱似喘，死症居多矣，故谓有阳无阴。若表证属太阳者，或②寒喘则须发汗，风喘则桂枝解肌，气喘则降气，痰喘上壅则用吐法，水气伏饮则用十枣汤下法。喘为急症，辨之须真，治之须急，倘喘症见脉涩、厥冷、汗出润发者，或见血出不得卧者，皆入死例矣。

喘症应用之方：麻黄汤寒喘、太阳喘、麻黄杏仁甘草石膏汤热喘无汗、葛根黄芩黄连汤喘而有汗、十枣汤伏饮、桂枝加厚朴杏仁汤气上冲、小青龙汤寒水而喘。

---

① 太：此处底本为"大"，形近之讹，据文意改为"太"。
② 或：此处底本字迹不清，根据五云楼版、四美堂版订正为"或"。

（二二）咳嗽症诀

咳嗽伤寒止三经，太少二阳及少阴。

表在水停于心下，或用柴龙或五苓。

阳明经内亦呕咳，太少余邪未得清。

咳嗽一症，在杂证，则十二经皆能令人咳。唯伤寒，则唯太阳、少阳、少阴这三经有耳，其余则无此症者矣。论内阳明经亦有咳症之条，然俱因太阳、少阳二经余邪，当从二经治法，然此经虽有咳嗽，亦莫不由于风寒、痰水而来，治法唯以疏风寒、导痰利湿而已。

咳嗽应用之方：小柴胡汤少阳痰热、小青龙汤太阳风寒、真武汤少阴寒水、五苓散太阳水气、十枣汤伏饮。

（二三）呕吐症诀

呕吐六经寒热分，干呕为阳吐是阴。

太阴吐食余多呕，停食痰水总当斟。

有声有物名呕吐，有声无物名干呕，有物无声名吐。干呕属阳，吐物属阴，声响者属阳，声微者属阴。六经皆有呕吐之症，所分轻重、多少、寒热、阴经、阳经，其中因痰、因火、因水积滞，总当斟酌细认！

呕吐症应用之方：五苓散水逆吐、十枣汤伏饮呕、小青龙汤水气、甘草泻心汤热呕、栀子豉加甘草汤加生姜汤痰呕，以上太阳方；小柴胡汤、黄连汤、大柴胡汤、柴胡加芒硝汤、柴胡桂枝干姜汤、柴胡桂枝汤，以上少阳方；葛根汤、黄芩汤、调胃承气汤、竹叶石膏汤，以上阳明方；理中汤太阴、厚朴干姜半夏甘草人参汤太阴、干姜黄芩黄连人参汤太阴、真武汤少阴、白通汤少阴、吴茱萸汤_{厥阴吐}、乌梅丸_{寒热厥阴}。

（二四）呃逆噎症诀

> 呃逆哕噫噎作声，三阳火气上行冲。
>
> 噫胃不和生姜泻，气逆旋覆①小青龙。
>
> 清火降气或消痰，亦有胃寒四逆攻。

论内有噫哕食窒，即今之所谓呃逆者也，此因阳火上冲者有之，然胃有虚冷，寒气上逆者亦有之。是以论内列方寒热者皆有。但此等症皆以有声而得名，其中治法有和胃者、降气者、祛风寒者，列方于后，随症选用可也。

呃逆应用之方：生姜泻心汤_{胃不和者}、旋覆代赭石汤_{痞而气逆者}、小青龙汤_{风水夹寒者}、四逆汤_{寒气上逆者}、朴姜半夏人参汤_{痰气者}、桂枝加厚朴杏子汤_{气上冲者}、白虎汤_{胃火上冲者}、小承气汤_{胃火上冲者}。

后人用丁香柿蒂汤亦可用，寒着始合，又如竹茹、枇杷叶、陈皮、半夏亦合用之物，不可不知。

（二五）气上冲胸诀

> 气上冲胸误下后，邪乘上逆成斯疚。
>
> 厥阴易病热冲胸，降气吐之照病搜。
>
> 吐下温清因病求，邪犯水停胸痞受。

气上冲胸一症，多因误下之后，邪气乘虚上逆而成。然厥阴之病有之，阴阳易病有之，邪热犯胃欲吐而气冲者有之，

---

① 旋覆：原文作"旋福"，为别名，据药典订正为"旋覆"。

胸中痞硬其气上冲者有之，胸虚邪陷者有之。治之之法，或降气、或吐法、或温之，临证择方可也。

气上冲胸应用之方：白虎汤厥阴热冲、乌梅丸厥阴寒热气冲、竹叶石膏汤邪热犯胃、瓜蒂散胸中痞硬，热气冲咽喉不得息、桂枝加朴杏汤虚邪上逆、烧裈①散阴阳易症、桂枝加桂汤误针、苓桂术甘汤水逆、栀子厚朴汤降气、理中汤温中、十枣汤下水、大陷胸汤大下。

（二六）短气少气不得息诀

伤寒短气及少气，多是热邪或暑邪。

十枣陷胸栀子豉，暑虚竹叶石膏奢。

不得息用瓜蒂散，气虚须补不须嗟。

伤寒中有短气、少气、不得息等症，其中有虚有实，因于邪盛者有之，气虚者有之，因湿、因暑、因痰、因火不一，大要又如上条气上冲胸者参看。

气短少，不得息应用之方：十枣汤水气、竹叶石膏汤暑虚气短、大陷胸汤痰火壅滞、栀豉汤痰火、烧裈散阴阳易、甘草附子汤阳虚。

（二七）懊恼症诀

懊恼似吐仍非吐，心胸无奈莫形容。

汗下失宜邪气搏，泻心栀豉等汤攻。

懊恼一症，似吐非吐，心中不宁，烦闷，懊恼，烦躁，兼

---

① 裈：音［kūn］此处底本为"裙"，根据《伤寒论》"烧裈散"改为"裈"。

有莫可名状。此因汗下失宜，邪气搏于心胸故也。仍作半表半里之证，如无表不必散，如无里切勿攻下①，止可用吐之之法。一涌之，则邪热痰水一时尽出，心胸清净，此为上策。

懊侬症应用之方：栀子豉汤吐法、栀子厚朴汤除烦、大陷胸汤结胸者用、小陷胸汤痰火、甘草泻心汤虚烦、瓜蒂散吐痰。

（二八）烦躁症诀

烦躁两途单或双，烦属呻吟躁不宁。

阳烦阴躁轻重异，烦应汗下躁应温。

烦症属阳，言胸膈不畅，莫可奈何，故呻吟也。躁症属阴，故言心中不安，起动不止也。然躁则必兼烦，烦则多不兼躁也。凡一切阴阳病证皆有烦症，不皆有躁症。即虽外感之初未经汗下之症，不拘轻重，必见烦症，故谓烦症轻。然有虚烦，有实烦，有阴躁而无阳躁。治之之法，看其兼之之症，属于三阳经烦者，可汗、可吐；其在阴经烦者，可下、可清；其躁症在阳明者，可下、可清；其躁症在三阴者，可温。但躁无阳躁，其有躁者，即如阳明腑证②，躁怒者独有之，其余阴躁止见起动③不止，默默不言，此亦大危之症也。

烦躁症应用之方：大青④龙汤太阳夹热、小建中汤虚烦、栀子豉汤虚烦不眠、柴胡桂枝干姜汤少阳烦、干姜附子汤阴躁、栀子厚朴汤烦热、小承气汤阳明、白虎人参汤暑烦、白通汤阴躁、猪肤

---

① 页眉批注：无表不必散，无里不必攻，倘表在仍当散，里实仍当攻，是又不得固执吐法，乃为高手。

② 页眉批注：阳明腑证，有躁怒以火阳极似阴也，宜下。

③ 动：底本不清，据五云楼版、四美堂版订正为"动"。

④ 青：底本为"清"，根据大青龙汤订正为"青"。

汤少阴烦、甘草泻心汤烦热、调胃承气汤烦热、吴茱萸汤厥阴躁烦欲死、大陷胸汤结胸烦、茯苓四逆汤烦厥、乌梅丸厥阴烦躁、竹叶石膏汤暑烦、黄连阿胶汤少阴烦。

（二九）水气症诀

> 水气一症主停水，阴水阳水总有之。
>
> 或停胸腹或皮肉，或温或散或分消。

水气之症，多因于饮水，水不运行，停郁为湿。然有阴水、阳水，或在皮，或在腹，或成渴，或成黄疸，或成肿满，或成痞，为症不一，故仲景立方亦不一。然属太阳居多，脾家有之，阳明有之，少阴亦有之，故谓阴水、阳水总有之者也。水肿自腰以上，可汗之；腰以下，可利小便。

水气症应用之方：五苓散停饮、消渴、心下停水、水逆表不解者、牡蛎泽泻汤腰下水气、麻黄连翘赤小豆汤、生姜泻心汤痞气、小青龙汤风水表不解者心下停水呕逆、茯苓甘草汤水饮不渴、茵陈五苓散黄疸、茯苓四逆汤水厥、赤石脂禹余粮汤水利泄、茵陈汤黄疸、桂枝去芍加苓术汤表未解无汗。

（三十）心悸症诀

> 心悸原来阳本虚，多因饮水水停居。
>
> 利水补阳唯两法，五苓苓草建中该。
>
> 肾与膀胱为水府，责在二经病自驱。

心悸之症，阳气虚衰，水气上凌于心，故致惊悸也。初因饮水过多，不能运化，停蓄于胸腹之中，或成奔豚，其气上冲而悸者，或心上悸，或脐下悸。治法唯以补虚利水自愈矣。

心悸应用之方：茯苓甘草汤水气、小建中汤虚中、五苓散水气、炙甘草汤阴虚、小柴胡汤少阳、苓桂术甘汤水气、真武汤肾虚寒、柴胡加龙骨牡蛎汤惊悸、桂枝去芍药加蜀漆龙骨牡蛎救逆汤误治。

（三一）狂症诀

狂症分明尽属阳，莫将癫症认为狂。

热渴便闭多动怒，脉实痰火血应当。

《经》曰：重阳则狂，重阴则癫，癫狂二症，阴阳虚实不同，故谓莫将癫症误为狂症治也。但狂由于阳明胃火郁蓄①而成，此症多兼大便硬闭，多力、多怒、不睡，与阳证之条参看，夹痰、夹瘀、夹火，分症治之可也。

狂症应用之方：白虎汤清胃火、大承气汤大下、桃仁承气汤清瘀。

（三二）谵语郑声症诀

谵语郑声语不伦，症属阳邪表里分。

初病恶寒须散表，日久潮汗里证真。

郑声造音不得正，虚阴之证也须闻。

谵语者狂妄不避亲疏、胡言乱语也，此乃阳邪之症。然初病便见发热、手足冷，其病在表，可散表清里兼治；若日久始见谵语，是为热邪传里，又当攻下，或用大苦大清矣。然此症因血、因痰、因食滞总能致此，不独阳邪也，临证辨之。至于郑声，乃造音不正，言语轻微，如童子故意放偏之声，此属虚

---

① 蓄：原文此处为"畜"，通"蓄"。

证、阴证。仲景曰"实则谵语，虚则郑声"，学者审之。

谵语郑声应用之方：白虎汤_{宜清}、小承气汤_{宜小下}、白虎人参汤_{虚热}、柴胡龙骨牡蛎汤_{惊狂}。

郑声论内无方，大约看其所虚而补之，至于气虚、血虚，论内皆有成方，择用可也。

（三三）不眠症诀

不眠属热三阳多，少阴火扰亦为波。

三阳和解皆清火，阴火滋之阴自和。

不眠之症全属阳证，然三阳经证、腑证均有之，少阴水少火盛亦有之，心实虚火、实火并有之。治法和解清润可也。外感证，阳盛则醒，阴盛则寐，不可不识。

不眠症应用之方：小柴胡汤_{少阳火}、猪肤汤_{少阴火}、栀子豉汤_{实火}、栀子豉加甘草汤_{烦热}、阳旦汤_{太阳}、竹叶石膏汤_{虚烦暑热}、白虎汤_{阳明}、黄连阿胶汤_{少阴}、葛根黄芩黄连汤_{可择用}、炙甘草汤_{可择用}。

（三四）欲寐症诀

欲寐之症属少阴，再合身微脉细寻。

倘逢蜷卧非轻症，阴证逢之即惊心。

热熏风湿亦似此，脉实有神须再斟。

欲寐之症，为少阴一经之病，倘再见身凉、脉细、蜷卧，已系少阴之阴证，急急温之，或有可救，迟误二日则不及矣。或身热欲寐，此为太阳、少阴合病，但凡欲寐、得身热、脉大浮实滑数则不妨。何也？常有阳火熏心，迷迷昏昏者有之；风湿身倦欲寐者亦有之。但验其醒时之精神，定其阴阳可也。

欲寐症应用之方：附子汤阴邪、麻黄附子细辛汤少阴夹太阳、大承气汤阳邪、麻黄加白术汤身热身痛欲寐无汗者。

阳证欲寐，清火之剂于阳明内之方择用。

（三五）昏冒症诀

昏冒凡病也非轻，伤寒胃火熏君心。

或用泻心或承气，若然阴证少能生。

昏冒者谓冒昧昏迷、无精神、无气力，殊非欲寐之比。伤寒初病，火气熏心，热势蒸腾所致者，可以泻心、承气、白虎之类救之。若表证，身发热，恶寒，则散之，犹可治也。至若神不守舍，阴证阴脉而得昏冒之症，大凶之症矣！

昏冒症应用之方：大承气汤大热、白虎汤阳明、大黄黄连汤、泻心汤心火、竹叶石膏汤暑热、栀子豉汤上热。

（三六）盗汗症诀

盗汗分明属少阳，热居气血细加详。

汗多定是伤阴血，清火滋阴和解安。

盗汗者，汗出如盗，人醒则退，寐则来，此属半表半里之证，处于半阴半阳之间。夫汗属阴，人之寐则阴盛，故从阴而出，人若醒，则阳盛，阳盛则阴退，故汗亦退也。但伤寒之有盗汗，必属热证，决无寒证。且太阳阳明皆无盗汗，凡盗汗必属少阳，少阳为半表半里之经，故有盗汗。固然盗汗属热，但热伏在气分、伏在血分亦不可预料，为凭脉证，参合为是。然治法必以清火、和解、滋阴三法，亦可概矣。

盗汗症应用之方：大柴胡汤热实，宜双解、柴胡合白虎汤少阳夹热者、人参白虎汤宜清火、小承气汤热实，宜下者、小柴胡汤宜和解、炙甘草汤_{阴虚者，宜滋阴}，血热者加生地、赤芍、丹皮、地骨，气热者加苓、连。

（三七）黄疸症诀

　　　　黄疸阳明或属脾，湿热湿寒分阴阳。

　　　　内外分消或利湿，水气得去自无殃。

　　黄疸之症，杂症门则有数种，唯伤寒只分阳明与脾二者而已。须辨湿热、湿寒，以定其阴阳治法，如皮色鲜润，正如金橘，或发渴，小便短赤，此属阳证之黄，宜清利，或宜发汗。如皮色晦瘀暗黑、不渴、大便溏，此是阴证之黄，脾湿者也，宜燥土渗湿。仍兼脉证虚实则善矣，如身热无汗则发汗，小便短涩则利小便。

　　黄疸症应用之方：麻黄连翘赤小豆汤_{湿热，用汗}、五苓加茵陈汤_{湿热，利小便}、栀子柏皮汤_{湿热}、理中汤_{燥湿，脾湿阴黄}、茵陈汤_{热用下}、真武汤_{阴黄}、五苓散_{风湿}、麻杏石甘汤合大承气汤_{可作内外双解}。

　　忆予初未习仲景时，见有阳黄身热，大便结，诸医皆以四苓、茵陈不效，吾以防风通圣而效，今知仲景之麻黄汤减桂枝合大承气汤，更胜于防风通圣汤，予故以所谓仲景无方不备者，可以不必他求也。

（三八）发厥症诀

　　　　厥症手足冰冷说，阴阳俱有分定夺。

　　　　热深厥深清下之，初病散表阴温决。

　　　　从阳传来作阳医，阴寒即厥为阴厥。

　　此发厥症非厥阴之例也，指言手足冰冷，即名厥症者也。

不拘病之新久、轻重、阴阳，皆有此症，因人之手足各有三阳经脉从此起止，不应厥冷，为因胸①中阳邪与及阴邪，一时团聚阻塞，阳气不能流通，不得接续，则手足厥冷矣。《经》曰："手足逆冷，阴阳不相顺接故也。"伤寒初病有之，日久亦有之，阳证有之，阴证亦有之。然而阳证之在表者，一经散表则愈；或胸中邪气不壅，阳气得通，手足亦能自热；如阳证之在里而厥，则要清火、攻其邪，始能不厥，所谓厥深热亦深；至于阴寒之厥，须要温经。其余厥阴中有寒厥、热厥，少阴中有寒厥无热厥，太阴则无厥，至于水厥、蚘厥，亦当细辨。

厥症应用之方：四逆汤阴寒之厥、大承气汤热深厥深、四逆散阳热之厥、通脉四逆汤少阴阴厥、茯苓四逆汤水厥、甘草干姜汤寒厥、小柴胡汤热厥、麻黄汤表寒厥、当归四逆汤厥阴寒厥、桂枝汤初病中风手足冷，最善者莫如生姜一两、上好洋参一两。

（三九）胸满症诀

胸满表邪传入胸，痰涎壅寒吐当松。

责痰责火居胸膈，陷胸栀豉等汤攻。

胸满一症，例入太阳，盖多因误行攻下，表邪乘虚上逆，挟痰挟水壅结于胸故也。轻者满而不痛，为胸满，为痞满。重者满而加痛，为结胸，为胸满。虽入太阳，而少阳阳明经脉亦皆到胸，均可致病。但邪居胸中，乃至高之位，既不可汗，又不可下，唯是涌吐一法，则所有痰火、水气一涌而出，其病立愈矣。《经》曰："高者越而出之。"是也。

---

① 胸：底本字迹不清，根据五云楼版、四美堂版订正为"胸"。

胸满症应用之方：瓜蒂散_{寒、热、饮杂合者}、栀子豉汤_{上滞宜吐}、小陷胸汤_{痰火}、小柴胡汤_{和少阳}、柴胡加龙蛎汤_{痞结}、柴胡桂枝干姜汤_{似结胸}、黄连汤_{和解}、柴胡加芒硝汤_{宜下}。

（四十）结胸症诀

> 结胸居上项如痓，居下腹硬旁实全。
> 小结痞胸按始痛，阴结夹寒脏结凶。

结胸则甚于胸满，亦多由太阳误下而来，然亦有不由于误下而由于阳邪太盛，夹痰夹水而成者。其症要辨上下、缓急，症之全备、不全备，如脉浮，颈项强，如柔痓①状，胸以上更满更硬，此则结之在上者，治法宜缓，宜以大陷胸丸。若脉浮实，心下至小腹硬结如石，则为结之在下者，攻之宜急。宜大陷胸汤。至于上下、两旁胁腰俱满，则为结胸症，全备者死症矣。

凡治大结胸，则当大陷胸汤始克有济，如迟疑不决，仅以小陷胸汤以治大结胸之症，又或用药轻少，虽治亦犹未治。凡满硬不按则不痛，名小结胸。若满硬不按亦痛，是名大结胸。又有阴结、脏结二名，阴结则属寒证，脏结则是虚证，治法与大结胸迥异，各有成方。《经》曰："寒实结胸，无热证者，与三物白散。"是谓阴结者也。《经》曰："何谓脏结？如结胸状，饮食如故，时时下②利，此名脏结。"唯脏结论内未设成方，然当照《活人书》所议，以温补之法为善。今人动以结胸视为死症，不敢照用大陷胸之方，误死亦多，论内载论结胸

---

① 痓：底本此处为"颈"，根据《金匮要略》条文改为"痓"。
② 下：底本为"不"，根据《伤寒论》条文订正为"下"。

症，一云结胸症备，烦躁者死，未尝遂谓结胸即死也。圣人立证立方必有成见，其如后人不敢信用仲景之方，虽信之而又减少分两，虽信犹不信相等。

结胸应用之方：大陷胸汤大结在下、三物白散寒实结胸、大陷胸丸大结在上、甘草泻心汤初欲结者、瓜蒂散未成者、生姜泻心汤初欲结者、栀子豉汤未成者、柴胡桂枝干姜汤少阳、桂枝去芍药加苓术汤似结胸、小陷胸汤小结胸者、柴胡加芒硝汤满、呕、晡潮。

（四一）腹满痛症诀

腹满痛症有表里，寒热阴阳上下观。

下痛多寒上主热，阳明居上太阴寒。

或满不痛或满痛，少阴少阳证要看。

凡腹步位，除太阳一经不到外，其余五经皆到于腹，故五经皆有腹满痛症，当有表里、阴阳、寒热之分。凡痛从上而下主寒，痛从下而上主热，腹满主热，腹痛多主寒。腹满乃太阴主病，心下满乃阳明主病，腹上满痛阳明主之，脐至少腹太阴主之。或有满而不痛，或满而痛，或大满，或大实大痛，皆有阴阳之异。欲辨其阴阳，则当视其有渴、有热、有潮热、有黄疸、有下利胶秽，则为阳证；若下利、不渴、不热、舌无胎，无一切热证，即是阴证。辨别亦不难，然必要晓五经均有此症为妥。《金匮》又腹满痛症兼下利者，宜温中，以理中汤；兼便闭者，宜厚朴三物汤即小承气。

腹满痛症应用之方：大承气汤大实急下、桃仁承气汤瘀血、小建中汤中虚痛、理中汤太阴寒证、栀子厚朴汤热气痛满、炙甘草汤虚痛、茵陈汤阳满、抵当汤血结痛、小柴胡汤小肠痛、桂枝加芍又加大黄汤太阴热满、烧裈散阴阳易痛、黄连汤外热内寒腹痛、小青龙汤水气腹痛、猪肤汤少阴阳邪腹满、朴姜半草人参汤。

（四二）痞满症诀

痞满不痛结胸痛，总因误下邪上涌。

结胸自有陷胸汤，痞满择诸泻心用。

痞满一症，不能定其部位，或上，或下，或偏，或正，或大，或小，或软，或硬，然其形亦不一。太阳有之，少阳亦有之。然据于胸部高位，成块按之亦不痛，则异于小结胸，此症亦多因误下之后，邪气乘虚上涌，则结于胸际，此是属于太阳，当择泻心汤治之。若在腹、在胁，则属少阳，痰水结聚者也，小①柴加牡蛎之症也。总之治痞之义，去痰、去水、去火、降气，诸法而已，又须察其兼呕、兼利、兼热、兼寒，以核阴阳。

痞满症应用之方：甘草泻心汤下利伤气成痞、附子泻心汤外恶寒，内有痞、生姜泻心汤伤食、不利，成痞、大黄黄连泻心汤内热痞、半夏泻心汤痰呕成痞、赤石脂禹余粮汤痞而利、桂枝人参汤虚痞、大柴胡汤痞硬、呕吐、大承气汤痞满实燥、十枣汤水气痞、小柴胡汤少阳痞满、旋覆代赭石汤痞利噫气。

（四三）心下满痛症诀

心下满痛火痰食，或清或散或分消。

病因居上多宜吐，泻心栀子尽能疗。

心下满是独言心之下满，不涉乎腹也，因心下是阳明部位，腹乃太阴部位也，两胁是少阳部位也。心下满虽阳明之

---

① 小：底本此处为"少"，根据文意订正为"小"。

位，但太阳之病居多。何也？心为气海，清阳之位，本不应满痛，多因太阳邪热挟痰、挟水，郁据①为病，故有积则满，满则痞硬，痞硬则痛，有将成结胸之兆，及早治为善。然高者越之，宜用吐法，其余则消之、和之，切勿用下法。

心下满痛应用之方：甘草泻心汤心下痞、栀子厚朴汤心烦满、生姜泻心汤心下痞噫、栀子干姜汤心中、苓桂术甘汤心下逆满，气冲、柴胡桂枝汤表邪，心中结痛、小青龙汤心下水气，干呕、半夏泻心汤满而不痛，虚痞、附子泻心汤心下痞、桂枝去芍加苓术汤下后，心满痛、瓜蒂散当吐痰水、十枣汤心硬伏饮、大柴胡汤痞硬、呕吐、发热。

（四四）胁满痛症诀

胁满痛症半表里，少阳之经诸柴和。

要识表多或里多，和解清散应忖度。

身侧两旁谓之胁，少阳之经脉管属，故胁满、胁痛皆少阳之症。少阳为半表半里之经，汗、吐、下三法皆不可用，唯以小柴胡汤加减，和解之法而已，亦要分其表多、里多、寒多、热多为可。又如兼有寒热、头痛，是夹表多，宜柴胡桂枝汤。如夹热，是里多，宜清火，宜大柴胡汤。大凡胁部虽是少阳，然少阳与肝为表里，治胁之药，将小柴胡汤另加芍药、青皮、郁金、元胡之类，亦可斟酌。

胁满痛症应用之方：小柴胡汤少阳、柴胡桂枝汤夹恶寒、柴胡合白虎汤少阳夹火、大柴胡汤夹里、柴胡加芒硝汤少阳躁②、十枣

---

① 据：此处底本字迹不清，根据五云楼版、四美堂版订正为"据"。

② 躁：疑为燥之误，音、形近之讹。

汤胸胁满痛，伏饮、生姜泻心汤太阳、柴胡桂枝干姜汤少阳、太阳。

胁满可加之药：青皮、黄连、胆草、龙荟①、丹皮、元胡、牡蛎、川芎、归尾、黄芩、半夏，随宜加之。

（四五）奔豚症诀

奔豚少腹似豚冲，误下桂枝加桂功。

汗下饮多脐下悸，苓桂枣甘澜水冲。

奔豚一症因形而得名，乃肾家之积也，皆由肾气衰，不能运消其水而成，是指有形象者而言；然肾家虚，其气上冲，是指无形者，亦有之。但有形者尤轻，无形者更重。有形责在痰水，故易治，无形者责在肾气虚衰，难于奏效。论内一言水邪，一言坏证。误用针者，《金匮》另有方证，参合可也。

奔豚症应用之方：苓桂枣甘汤水饮水邪、桂枝加桂汤误针而致者。

（四六）便硬症诀

便硬议攻分缓急，虚闭津枯例不入。

表解身热汗淋漓，阳明急下症应及。

外感以观大便而验寒热、阴阳最准，倘热邪盛，煎于津液，一定结硬，分其缓急，以行攻下，莫谓一硬即攻，其中初硬后溏，先硬后软，总不当擅攻。又如平素阴虚血少，津液本少，而大便素硬者，老年虚秘而结者，亦不可攻也。设使表证既除，身热汗多而闭结腹满者，津液有自尽之虞，此则急以大承气汤，攻之宜早，诚恐缓不及者也。

---

① 龙荟：当为"芦荟"，音近而讹。

便硬症应用之方：大承气汤大实满、麻仁丸润肠、小承气汤便硬、导法煎蜜不伤胃、调胃承气汤和胃燥。

（四七）下利症诀

下利阴阳表里分，下重用攻不渴温。

湿应利水虚收涩，三阴阳火细心斟。

下痢脉大发热死，脉微虽热不死云。

下利一症，有表里，有阴阳，三阳有下利者，三阴亦有下利者，但看所下之情，或水泄，或里急后重，以辨其阴阳。如脓血、胶黏、黄赤、里急后重，如清稀水泄，此阴阳寒热大可分也。尚有完谷不化，寒证居多，然亦要知其火盛之极，邪火不能杀谷也，下利清水，人亦谓其寒，岂知少阴之中所下，纯是清水？此乃胃中邪火迫责津液而出，系入急下之证，大要留心，察辨三阳之内，有风、水、湿、热，但利湿疏风则可。唯三阴之中则大寒大热，非四逆、大承不能挽救，不可不知！且表证仍当发表，阴证忌发表，宜温经。

下利症应用之方：桂枝加茯苓表邪夹湿利、小柴胡汤加茯苓、泽泻少阴湿热利、小青龙汤风水下利、五苓散风湿下利、葛根黄芩黄连汤热盛利、桂枝人参汤虚泻下利、生姜泻心汤伤食下利、甘草泻心汤伤食下利、赤石脂禹余粮汤滑脱、代赭旋覆汤涩瘕利、白头翁汤厥阴热利、黄芩汤少阳阳明合病下利、葛根汤合病下利、白通汤少阴寒利，无脉、理中汤太阴寒利、吴茱萸汤厥阴寒利、桃花汤少阴血利、四逆汤完谷不化、猪肤汤少阴热利、大承气汤下利纯水、真武汤少阴寒利、通脉四逆汤利清谷、白通尿胆汤下利，无脉、麻黄升麻汤坏证下利。

凡下利、泻下最忌脉实大与发热，因邪盛可虑也，发渴者多热证，不渴者必寒证。

（四八～四九）腹中雷鸣、完谷不化诀

　　　　腹内雷鸣胃不和，生姜甘草泻心多。

　　　　完谷不化胃寒极，泻心通脉勿迟吪①。

　　　　也有邪火不杀谷，要知常有这般疴。

　　伤寒腹中鸣响如雷，此心胃中不和，邪火夹水上逆，击动而鸣，仲景故立生姜、甘草等泻心汤专治之者。至于完谷不化，论内止议胃寒，三阴之病，以理中、四逆等辈，然吾常见邪火盛极，不能杀谷，随食随出者，责在火盛，宜以甘草泻心汤，若甚则用大承气汤。

　　腹鸣谷不化应用之方：甘草泻心汤伤气腹鸣、吴茱萸汤胃寒呕，腹鸣、生姜泻心汤伤食腹鸣、通脉四逆汤完谷不化，寒极脉微、四逆汤阴寒，谷不化、大承气汤邪火，谷不化。

（五十）小便不利症诀

　　　　小便不利有表证，桂枝苓术五苓应。

　　　　湿热居多津竭少，发黄湿郁阳明经。

　　伤寒小便不利大约四种，其始表邪夹湿，水谷不分，大便利，小便少者有之；停饮不化，水不运于膀胱，而小便不利者有之；阳明湿热，水停于皮肤肌肉，发黄疸，而致小便不利者有之；大发汗、大攻下、大呕吐等之后，津液干竭，而致小便少者有之。治法去水湿、养津液而已。

***

① 吪：音［é］，为行动之意。

小便不利应用之方：五苓散风水、桂枝加五苓散、桂枝去芍加苓术汤风湿、茯苓甘草汤水饮、栀子柏皮汤皮水、小青龙汤风寒下利，小便不利、茵陈汤湿热、小柴胡汤湿①热、真武汤寒湿、桂枝加附子汤津竭、甘草附子汤风湿。

（五一）蓄血症诀

蓄血硬满或狂黄，小便若利攻之当。

皆因失表瘀为结，桃仁承气抵当汤。

蓄血之症皆因太阳之初，发表不散，以致随经之热，郁而成瘀，多结于膀胱，小腹结硬，其人如狂，小便利，即是蓄血，宜散瘀。

蓄血症应用之方：桃仁承气汤蓄瘀、抵当汤瘀血。

（五二）衄血下血症诀

衄血外感是表热，疏表凉血药可啜。

太阳失表因致衄，热随血减疾愈决。

下血亦因内蓄热，大便是称协热利。

小便出云是血淋，无非清火凉血事。

凡热伤阳络，则血上溢；热伤阴络，则血下行；外感之衄，多因太阳瘀热而成，有衄血之后，则身凉病解而愈者，有随衄随热，无汗、脉浮紧，仍要麻黄发表者。至于下血，亦因阳邪而来，大便出者是名协热痢，小便出者名血淋，皆宜清火凉血之剂。

---

① 湿：此处底本字迹不清，根据五云楼版、四美堂版订正为"湿"。

衄血下血症应用之方：白头翁汤协热痢、桃仁承气汤瘀血、四逆散加生地、丹皮清火凉血。

（五三）热入血室症诀

热入血室如疟状，寒热往来似少阳。
谵语循衣如见鬼，病肝同胆小柴当。
男人亦有血室病，或为蓄血或狂黄。

伤寒热入血室二条是言妇人经水适来，或经适断，热邪入于血室，以致寒热往来，或独语，如见鬼状，循衣摩壁，俱以小柴胡汤主之，然可加赤芍、青皮、红花、归尾、郁金之类。夫血室肝经主事，仲景立柴胡少阳之药，因肝胆相连，治胆即所以治肝故也。然男子亦当有病入血室之症，不可不知。女子则有经血可凭，唯男子则无可执据，但见如狂似疟、独语、循衣，亦当比例为妙。

血室症应用之方：小柴胡汤多加凉血肝经之药。

予曾见产后之病，正与热入血室吻合，予亦全以热入血室之法加多破血之药而愈。

（五四～五七）眼目赤、目脉赤、蛔厥、喜唾、脐筑动气诀

目赤脉赤居两症，少阳小柴痉葛根。
蛔厥乌梅丸定例，喜唾脐筑理中居。

目赤症入少阳，宜小柴胡汤。目脉赤是入痉症，宜葛根汤。蛔厥症入厥阴经，宜乌梅丸。脐筑动气入太阴经寒气，宜理中汤。喜唾一症，脾肾虚寒，亦宜理中汤。予常见喜唾，白沫满地者死。

应用之方：小柴胡汤_{目赤}、理中丸_{喜唾}、葛根汤_{目脉赤}、乌梅丸_{蛔厥}、四逆汤_{脐筑动气}。

（五八～六一）小便多、脾约、冒心、耳聋诀

小便频数与脾约，津竭麻仁或小承。

冒心过汗桂枝草，耳聋少阳肾不宁。

小便多，由于内火蒸迫津液下出也。脾约一症，乃因少阳、阳明发其汗过度，脾土刚燥，熬炼渣汁，约束其屎如弹丸，均宜清火滋阴之剂是也。冒心即叉手冒心，初因大发其汗致其阳虚无主，故时以手拱按其心，故曰冒心，其神情虚急光景，一目而知，其虚者，宜补阳气为主。至于耳聋一症，初病者是少阳之火，久病是肾家之虚也。

应用之方：小承气汤_{火盛小便多}、麻仁丸_{脾约小便多}、小柴胡汤_{少阳耳聋}、桂枝甘草汤_{过汗冒心}、小建中汤_{阳虚耳聋，叉手冒心}、炙甘草汤_{肾虚耳聋，滋阴}。

（六二～六三）四肢拘急、振振摇摇诀

拘急振摇血气衰，汗多血少病斯来。

桂附甘姜烧裈散，苓桂术甘真武驱。

伤寒四肢拘急，由于大汗亡其津血，寒集筋脉抽缩之故。振振摇一症，乃由阳衰无主，亦汗多亡其阳气，急宜补阳。凡汗属阴，汗出既多，固宜阴血多伤，阴去而阳亦随之，是以汗多亦致亡阳，治亡阳之法，总以温经故也。

应用之方：桂枝加附子汤_{多汗、漏汗、拘急}、苓桂术甘汤_{汗后振振摇}、四逆汤_{亡阳}、甘草干姜汤_{阳虚拘急}、烧裈散_{阴阳易拘急}、甘草附子汤_{风湿拘急}、当归四逆汤_{汗多痉急}、桂枝加葛根汤_{汗多致痉急}。

（六四～六五）复病诀：食复、劳复、色复，阴阳易复

复病愈后又复病，食劳房易各名当。

枳实栀豉治劳复，食复照此加大黄。

寒热小柴易裈散，房复滋阴补血康。

伤寒复病者，初愈不慎，复为风寒所病，寒热往来者，宜小柴胡汤。劳复者，因于起动作劳复病者，宜枳实栀子豉汤。食复者，因于脾胃未健，强食复病者，宜枳实栀子豉加大黄汤。房复者，因于愈后，元气未足，与女色交合而复病者，大宜补阴养血之剂。仲景未预色复方证，大都阴虚者，炙甘草汤；阳虚者，真武汤、小建中汤。随人变通，总之俗例用参、茸更善。阴阳易者，为病者愈后与不病者交接，随将病邪易过于不病者，反得病，故谓之易病，宜烧裈散。吾意烧裈散不效验，则用滋阴清补之药，其症有眼黑、拘急，皆血少也，如归、芍、地黄、丹皮，肝肾之药为是，如炙甘草汤亦可通用，如小柴胡加四物汤亦必合者。

复病应用之方：小柴胡汤风寒复、枳实栀子豉加大黄汤食复、烧裈散易病、枳实栀子豉汤劳复。

（六六）湿症诀

湿证身疼麻术医，黄肿鼻塞瓜蒂嚏。

身重难转桂附汤，骨节疼烦甘草附。

湿热阳明多发黄，风湿水气膀胱计。

湿证属于太阳、阳明二经居多，脾湿亦有之。如寒湿，则身疼、无汗，宜用麻黄加术汤。黄肿、鼻塞为风湿，宜瓜蒂散

嗅鼻，出其黄水。至于身重难转亦属寒湿，宜桂附汤。骨节疼烦，乃属太阳之经，宜甘草附子汤。阳明湿肿黄者，宜茵陈之类。又水气风湿，属于膀胱，宜利水去湿，《金匮》有湿证门可参看，又当与水气参看。

湿证应用之方：麻黄加术汤_{寒湿}、栀子柏皮汤_{阳明湿热}、桂枝加术汤_{风湿}、五苓散_{风湿}、甘草干姜汤_{寒湿}①、瓜蒂散_{风水湿}、桂附去桂加术汤_{风湿}、牡蛎泽泻汤_{水气，腰下肿}。

（六七）痉症诀

痉症项强似太阳，头热头摇噤反张。

面色热赤目脉赤，有汗为柔无汗刚。

发汗过多亦至痉，风寒暑湿各参详。

太阳证脉浮洪数，痉多沉细沉迟当。

柔痉桂枝加葛治，刚痉承气葛根汤。

额汗淋漓腰多折，离席一掌命终亡。

痉症常谓类乎伤寒太阳之症，因其有发热、项强、恶风寒、头痛、头摇、口噤、腰脊反张、面色赤、目脉亦赤等症。然实亦由太阳之经而病者，内分刚、柔二种，刚则因于寒而无汗，治宜葛根汤，柔则因于风而有汗，宜桂枝加葛根汤。又是太阳、阳明二经合病，但伤寒止因风寒，痉症则不止由风寒，且夹湿症居多，是以太阳伤寒、中风，但当脉浮紧洪大，唯痉夹湿，则脉反见沉细、沉迟，即此不同伤寒之症者。皆其间火盛，如头汗多，反张龂②齿，必须大承气汤。然而出汗多，如

---

① 湿：此处底本字迹不清，根据五云楼版、四美堂版订正为"湿"。

② 页眉批注：龂，音械，切齿怒也。

疮家，如产妇，皆能耗血，皆可致痉病，治法亦不同。或谓痉症，何以脉沉迟细？因夹湿之故，其脉不能浮即此可辨。至于脉散、眼小、昏暗、额汗多、反张、离席一掌，大凶之兆。

痉症原文，备录桂枝加葛汤方后。

痉症应用之方：桂枝加葛根汤柔痉有汗、大承气汤反张龂齿、葛根汤刚痉无汗、当归四逆汤汗多致痉。

《金匮》有桂枝加瓜蒌汤，予以桂枝加芎归治产后疮家柔痉。

（六八）温暑症诀

温暑多由冬月来，亦须风触热斯开。

风欲入时热欲出，太阳阳明两经灾。

发热自汗太阳证，不恶寒渴阳明居。

暑温俱有热渴汗，温不恶寒暑恶虚。

感风自汗寒无汗，越婢桂枝白虎培。

何异伤寒因内热，散表清火合剂裁。

世人不习三阳证，难医温暑理应该。

节庵谬将九味治，误陷病人不少哉。

温暑二症多因冬间感冒风寒，郁而不发，待至春夏再冒风寒，触动始发，不触亦不得发也。其元气壮者，久而自散，元气弱者，终底①发也，或发于春，或发于夏，不同耳。其发必须风寒触动者，发之之时，风寒必从太阳而入，引动其内，则内郁之热，必从阳明而出，专属太阳、阳明二经之病耳。然温暑二症皆有发热、汗出、发渴，然发热、自汗属太阳也，发渴

---

① 终底：东莞本地方言，语意为"最终"。

属阳明也，但温暑虽皆发热、汗出而渴无所分也，唯温症不恶寒，暑症则恶寒。因暑症再冒，热邪伤气，气虚故恶寒，大凡温暑虽由内热，然亦必兼外风，风能触之发病，寒亦触其发病也，唯风触者由于卫，故有汗，寒触者由于营，故无汗。故治温、暑二症，其法相同，其有汗者，宜桂枝汤加葛根，或桂枝合白虎汤，或桂枝加石膏，或阳旦汤，或桂枝加大黄汤；如温暑无汗者，宜麻杏石甘汤、越婢汤，或麻黄合白虎汤，大青龙汤；即如偏于阳明，大渴、大汗则宜人参白虎汤、承气汤、竹叶石膏汤。此皆仲景之方，通治温暑，用之不尽。陶节庵反谓仲景无温暑之方，自用九味羌活汤以代之，误人不少矣。但学者亦须辨清三阳之经各症于平时，自无眩惑之虞矣。

温暑二症应用之方：桂枝合白虎汤有汗，或桂枝加石膏、桂枝二越婢一汤无汗、阳旦汤有汗、麻黄合白虎汤无汗、竹叶石膏汤阳明暑、人参白虎汤阳明大渴大汗、或大承气汤、麻杏石甘汤无汗、或越婢汤、桂枝加大黄汤有汗、桂枝加葛根汤有汗、白虎加麻黄汤无汗、大青龙汤无汗、葛根黄芩黄连汤有汗。

（六九）霍乱症诀

霍乱风寒湿暑热，杂合为病邪气烈。

腹痛吐利里病寒，表热恶寒头痛别。

寒甚脉微厥转筋，暑多大渴饮不竭①。

不渴吐利四逆汤，渴须五苓湿暑捷。

治分解表与温中，清暑利湿先后设。

---

① 竭：此处底本字迹不清，根据五云楼版、四美堂版订正为"竭"。

霍乱之症患夏秋居多，何也？夏秋之令，外热内寒，皮肤疏泄，汗甚易出，风最易入，阴阳不和，而成此霍乱之症也。霍乱者谓其上吐、下利、中痛，扰乱不安之意。然所患由于风、寒、暑、湿、寒热夹杂、阴阳混乱，邪在上则吐，在下则利，邪在中则吐而且利，寒盛则腹痛，寒甚则转筋而发厥，暑盛则渴，湿盛则不渴。在表者则头痛、发热、恶寒，治宜发表；在里者，寒则温之，湿则利之，暑热则清之。亦不能预指其一症，如吐利而渴，是湿是热，宜五苓散；如吐利不渴，是寒，宜理中、四逆；有汗发表，宜桂枝汤，无汗发表，宜麻黄汤；暑热盛大，渴者，宜人参白虎汤。学者审其表里，度其阴阳，随其偏而治之。

霍乱症应用之方：理中汤阴寒、吐利、不渴、四逆汤阴寒、吐利、不渴、转筋、人参白虎汤里证，大渴，暑热盛、桂枝汤表证，有汗恶寒、麻黄汤表证，无汗恶寒、五苓散渴而小便不利。

霍乱凡阴阳难辨之处，以汲新水饮试之，阳证则喜饮，阴证则作恶。吾尝以阴阳水与霍乱腹痛症，饮之立愈者，亦必阳证者可矣，湿证则断断不喜水，则可知。予又尝以桂枝合五苓散加藿香极效，于霍乱不吐利但腹急痛者，以淡盐汤与饮，令吐则痰水共出亦妙。

第七卷 伤寒全方

◎方诀序

或曰：世人畏用仲景方，譬如某山有虎，旧相诫不行，今子独敢力辨其无，设有听子入山遇虎，其若之何？予曰：予固筹之熟矣，能保无虎矣，但虑入山者，不识路径，或有险阻，则不可量，予故于方诀之后注明药品，订定分两，录该方治证之原文，但须学者审证对方，必无差谬。果有误人之方，亦不成为医圣之方，且《医宗金鉴》亦何必首将仲景之书示为医宗乎！请思《医宗》一书，岂徒具文之书哉？医治百姓如此，医治天子亦如此者。予尝曰，但虑认证之不真，不须虑方之凶险。加减轻重，学者酌量。圣人立法，可以使人规矩，亦不能使人巧，要知伤寒之方，以仲景之方为正可也。予今编此方诀，果能宗之，有功无损。

东莞陈焕堂自序

一①、读法

诀内必将方药味一一指明，不敢遗失一味。

诀内必指明该方专治之症，故为问方知证。

方分别三款：一曰方诀，是包概药味治症者；一曰论方药，是抄录原方、药味分两、煮法、服法；一曰方治，原是录方所治之症，论内原文。将原方分两注明，又注订定合用分两；原方一剂分作三服，今订定分两，乃订一剂一服者。原方每味药一两，比今实应六钱为合。原方一剂又分三服，今人一剂作一服，又止三分之一，故原方一两今订二钱为合。其间药性太猛者，仍量减少，如半夏、麻黄是也。其间药味平淡无力者，增多些，如茯苓、桂枝、人参是也。

今人以桂枝过于辛温，岂知桂枝平淡微甘，微见辛气，微辛则不甚温，又不甚发可知。愚每服必须四钱始见其效，如无生姜五六钱佐之，犹恐其无力以驱邪者，学者不可不识也。

先师所立各方：因风立风、因寒立寒、三阴三阳、正病、合病。立个规矩绳墨者，虽有汗、下、温、清等一十六法，计得一百一十六方②，未曾另立夹痰、夹食等夹杂之方。倘有风寒夹杂之症，当加夹杂之药，亦不必拘定原方。莫谓先师立方不齐，弃而不用，反用俗方，是舍苏合而取蜣螂③矣。凡汤头下论内抄白、刊刻有错者，可觅《医宗金鉴》核之。

---

① 前文为卷七所载方目，与目录重复，故删去。读法遂为该卷第一篇，卷七的标题序号顺改。

② 陈氏在方中加入阳旦、阴旦、导法、瓜根导，故有116法。

③ 舍苏合而取蜣螂：此为典故，指舍真取伪。

二、伤寒问方知证歌诀

（一）桂枝汤诀

桂枝首治太阳风，芍药桂枝草枣姜。

脉浮汗出身发热，头痛恶风项脊强。

于今增其加减法，外感百病合商量。

桂枝三两订①五钱，芍药三两订五钱，炙草二两订二钱，生姜三两订三钱，大枣十二枚订四枚。

用水一碗半，煎至八分温服，服后饮稀粥一碗以助药力，取微微汗出愈。中风证，本来时有汗，时无汗，身常滋润，不似伤寒身常干燥者比。服此药后，无汗者，要有汗出；有汗者，要止汗为合。服此不见效，一日之内，可服至三剂。古人原以一剂分三服，今订少其数，故以一剂一服。或虑生姜三钱，恐辣难服，因此方炙草、大枣是大甜，桂枝微甜，合之总不见辣而见甜耳。照此分两合为一剂，予自试之多验矣。

加减法：呕者加半夏、陈皮各三钱，夹食者加山楂②、神曲各三钱，气喘者加杏仁、厚朴各三钱，头痛者加羌活二钱，夹热者加黄芩三钱，渴、小便不利合五苓散，渴而小便利合白虎汤，温证合白虎汤，咳嗽加苏梗、薄荷、杏仁，夹湿加茯苓、白术各四钱，湿黄加茵陈八钱。

论曰：太阳中风，阳浮而阴弱，阳浮者，热自发，阴弱者，汗自出。啬啬恶风，淅淅恶寒，翕翕发热，鼻鸣干呕者，桂枝汤主之。

---

① 凡"订"字后者均为陈氏的用法用量。

② 山楂：底本原为"山查"，为"山楂"的别名，今据药典改。

论曰：太阳病，头痛发热，汗出，恶风者，桂枝汤主之。

论曰：病人脏无他病，时发热，自汗出而不愈者，此为卫气不和也。先其时发汗则愈，宜桂枝汤。

论曰：太阳病，发热汗出者，此为营弱卫强，故使汗出，欲救邪风者宜桂枝汤。论内用桂枝者二十余条，不能备录，但此方乃仲景得意之方。气分之药，如气虚可加附子、人参、黄芪、饴糖、干姜、白术，气盛者可加朴、杏、芩、连、石膏、大黄、干葛、知母，百病皆宜。

（二）桂枝加附子汤诀

桂枝汤加附子汤，发汗遂漏汗不息。

恶风拘急小便难，风邪未退亡津液。

桂枝汤内再加附子二两订三钱，用水碗半煎至七分，大温服。

论曰：太阳病，发汗，遂漏不止，其人恶风，小便难，四肢微急，难以屈伸者，桂枝加附子汤主之。此症初因误发大汗，汗漏不止，而表邪仍然不解，如表邪解，是应虑其亡阳，急宜四逆汤者矣。

（三）五苓散诀

五苓泽术二苓桂，脉浮热渴便不利。

又治渴饮吐水逆，桂与桂枝内外使。

泽泻一两六钱订三钱，茯苓十八铢订三钱，猪苓十八铢订三钱，白术十八铢订三钱，桂①半两订一钱，桂枝订三钱。

---

① 桂：桂在清代有桂枝、肉桂之分，此处的"桂"当指肉桂，肉桂温肾助阳以化气行水。五苓散原方中无肉桂，此处当为陈氏的用药经验。

此方原作散服，每服方寸匕，多饮温水取汗，今订用汤服，用水碗半煎一碗，大温服取汗。如身热恶寒，宜用桂枝，身不热者，宜用桂，不拘饮盛、热盛，务须小便不利者始合。

论曰：太阳病，发汗后，大汗出，胃中干，烦躁不得眠，欲得饮水者，少少与饮之，令胃气和则愈。若脉浮，小便不利，微热消渴者，五苓散主之。

论曰：发汗已，脉浮数，小便不利①，烦渴者，五苓散主之。

论曰：中风发热，六七日不解而烦，有表里证，渴欲饮水，水入则吐者，名曰水逆，五苓散主之。

论曰：小便不利，渴者，五苓散主之。

（四）麻杏石甘汤诀

麻杏石甘汗下后，喘而无汗大热候。

原书有汗热不大，何取麻黄石膏凑？

错策古来皆错解，移那无字天然就。

麻黄四两，去节，订五钱，杏仁五十枚，去皮尖，订二十枚，甘草炙，二两订三钱，石膏半斤，碎绵里②，订二两。

用水碗半，煎麻黄至一碗，去白沫，内诸药，再煎至八分温服。

论曰：发汗后，不可更行桂枝汤。汗出而喘，无大热者，可与此汤。

论曰：下后，不可更行桂枝汤。汗出而喘，无大热者，可

---

① 小便不利：《伤寒论》原文71条中并无此小句，疑是作者补入。

② 绵里：应为"绵裹"，有"包裹"之意。里（裏）、裹，形近而讹。

与此汤。

愚意麻杏石甘汤，即麻黄汤减桂枝，又即《金匮》之还魂汤①加石膏。夫麻黄、返魂皆为无汗而用者，何以此证有汗，亦敢重用耶？又大青龙、白虎均以石膏清火而得名，此证无大热，何敢重用？且据原文汗下之后，汗出而喘，无大热，似系极危之症矣，尚敢再用麻黄、石膏大发大清之药乎？此二条文必系错字。千古而不悟者，试将"无大热"之"无"字置于桂枝之下，即系下后不可更行桂枝汤，无汗出而喘，大热者，与此汤，则证与方的当②不易也。何也？无汗出而喘，麻黄合用也，大热者，石膏合用也。况且论内与《金匮》从未见有汗出用麻黄，用石膏之例，又可知也。

（五）十枣汤诀

十枣芫花甘遂戟，发热漐③汗不恶寒。

头痛心硬引胁痛，干呕短气伏饮愆。

又

十枣芫花甘遂戟，中风表解不恶寒。

汗漐④发热头时痛，心硬引胁痛难安。

干呕短气便不利，只缘伏饮也为愆。

---

① 还魂汤：原文为"返魄汤"，查《金匮要略》并无此方。在《金匮要略·杂疗方》中有还魂汤，由麻黄、杏仁、甘草三味药物组成，与书中提及的信息吻合，故改作"还魂汤"。

② 的当：为旗鼓相当，实力相等之意，此处指方证相合。

③ 页眉批注：漐，直立切，音蛰，汗出貌。（底本字迹模糊不清，根据五云楼版补，普通话音［zhí］）

④ 漐：底本原为"浆"。浆、漐，形近而讹，据《伤寒论》原文订正。

芫花熬、甘遂、大戟，大枣十枚，擘。

前三味等分，各别捣为散。以水一升半，先煮大枣十枚，取八合，去枣查①，内药末。强人服一钱匕，弱人半钱匕，温服之，平旦服，若下少、病不除者，明日更服，加半钱，得快下利，后服糜粥自养。此原文。

论曰：太阳中风，不利②，呕逆，表解者，乃可攻之；其人漐漐汗出，发热有时，头痛，心下痞硬满，引胁下痛，干呕短气，汗出不恶寒者，此表解里未和也，十枣汤主之。不利指小便不利，始合饮证。

（六）桂枝人参汤诀③

桂枝人参理中桂，太阳数下协热利。

利下不止心痞硬，表里不解此所谓。

人参三两订六钱，白术三两订六钱，干姜三两订六钱，甘草炙，四两订六钱，桂枝四两订六钱。

上五味订用水二碗，先煮四味，取碗半，内桂再煮取八分，温服，日二服，夜一服。此方即理中汤加桂枝。

论曰：太阳病，外证未除，而数下之，遂协热而利，利下不止，心下痞硬，表里不解者，桂枝人参汤主之。

此因误下成痞，协热利，表证仍然不解者。

---

① 查：文意不通，疑为"渣"之误。

② 不利：此条文为《伤寒论》152条十枣汤证治条文。陈氏作了两处改动，将伤寒原文"下利"改为"不利"，"发作有时"改为"发热有时"。改法与《医宗金鉴》一致。

③ 页眉批注：误下利不止而心下痞硬方。（误：原文不清，根据五云楼版订正）

（七）葛根芩连汤诀①

葛根芩连汤甘草，误下太阳利不好。

脉促是因表未除，喘而汗出此方保。误下利不止而脉促。

葛根半斤订一两，黄芩三两订五钱，黄连三两订三钱，甘草炙，二两订三钱。

订用水一碗先煮葛根至碗半，再内三味，煮取八分，温服，日一服，夜一服。

论曰：太阳病，桂枝证，医反下之，利遂不止，脉促者，表未解也。喘而汗出者，葛根芩连汤主之。

（八～九）桂枝去芍汤②、桂枝去芍加附汤诀③

桂枝去芍又加附，均治太阳误下方④。

下后脉促胸满者，汗出恶寒加附当。

桂枝五钱，甘草二钱，炙，生姜三钱，大枣四枚，附子三钱。

用水碗半煎八分，温服。

论曰：太阳病，下之后，脉促胸满者，桂枝去芍汤主之。若汗出，微恶寒者，去芍加附汤主之。

（十）桂枝加朴杏子汤诀

桂枝加朴杏子汤，下之微喘表不解。

---

① 页眉批注：喘汗方。（喘：底本、四美堂版此处字迹不清，根据五云楼版订正）

② 页眉批注：误下而脉促胸满方。

③ 页眉批注：误下汗出恶寒方。

④ 方：此处底本字迹模糊，根据五云楼版订正为"方"。

其气上冲与喘家，通用此方病可快①。

桂枝汤原方另加厚朴二两订三钱，杏仁五十个订二十个，余依桂枝方法。

论曰：太阳病，下之微喘者，表未解也，桂枝加朴杏子汤主之。喘家作，桂枝汤加厚朴、杏子佳。

论曰：太阳病，下之后，其气上冲者，可与桂枝汤。方用前法。若不上冲者，不可与之。

（十一）瓜蒂散诀

瓜蒂豆豉桂枝证，头项不痛寸浮时。

胸硬气冲不得息，胸中有痰当吐之。

寒热杂饮正当此，亡血虚家也不宜。

瓜蒂熬黄，一分，赤小豆一分。

二味各别捣筛，为散已，合治之，取一钱匕。以香豉一合，用热汤七合，煮作稀粥，去渣，取汁和散，温顿服之。不吐者，少少加服，得快吐乃止。血虚家不可与瓜蒂散。原文匕，匙也。

论曰：病如桂枝证，头不痛，项不强，寸脉微浮，胸中痞硬，气上冲咽喉，不得息者，此为胸有寒也，当吐之，宜瓜蒂散。

论曰：病人手足厥冷，脉乍紧者，邪结在胸中，心下满而烦，饥不能食者，病在胸中，须当吐之，宜瓜蒂散。

---

① 快：此处底本字迹不清，根据五云楼版订正为"快"。

（十二）大陷胸汤诀

大陷胸汤硝黄遂，太阳下后胸按拒。

短气躁烦心懊恼，按之石硬攻须锐。

大黄一两订四钱，芒硝二两订四钱，甘遂一钱另研。

订用水二碗煎大黄至八分，内硝，去渣，内甘遂，温服取利。

论曰：太阳病，重发汗，而复下之，不大便五六日，舌上燥而渴，日晡所小有潮热，从心下至少腹硬满而痛，不可近者，大陷胸汤主之。

论曰：伤寒六七日，结胸热实，脉沉而紧，心下痛，按之石硬者，大陷胸汤主之。

论曰：伤寒十余日，热结在里，复往来寒热者，与大柴胡汤。但结胸，无大热者，此水结在胸胁也，但头汗出者，大陷胸汤主之。

论曰：太阳病，脉浮而动数，浮则为风，数则为热，动则为痛，头痛发热，微盗汗出，而反恶寒者，表未解也。医反下之，动数变迟，膈内拒痛，胃中空虚，客气动膈，短气躁烦，心下懊恼，阳气内陷，心下因硬，则为结胸，大陷胸汤主之。

论曰：问曰：病有结胸，有脏结，其状若何？答曰：按之痛，寸脉浮，关脉沉，名曰结胸也。何谓脏结？答曰：如结胸状，饮食如故，时时下利，寸脉浮，关脉小细沉紧，名曰脏结；舌上白胎滑者，难治舌上白胎指结胸言，非指脏结。

论曰：结胸症，其脉浮大者，不可下，下之则死。

论曰：结胸症悉具，烦躁者，亦死此亦字谓下亦死不下亦死。

论曰：病胁下素有痞，连在脐旁，痛引小腹，入阴筋者，此名脏结，死。

（十三）小陷胸汤诀

小陷连半瓜蒌实，胸按始痛脉沉滑。

此症亦因心下满，痰火结聚心室塞。

黄连一两订二钱，半夏洗，半斤订五钱，瓜蒌实大者一枚订一枚取三分之一。

订用水三碗，先煮瓜蒌取碗半，去渣，内二味，再煮，取八分，去渣服。

论曰：小结胸病，正在心下，按之则痛，脉沉滑者，小陷胸汤主之。

（十四）三物白散诀

三物白散巴贝桔，无热结胸因寒实。

莫将结胸一概治，首辨阴阳为准则。

桔梗二分，贝母三分，巴豆一分，去皮心，熬黑，研如脂（此心字必系壳字）。

前二味为末，内巴豆于臼中，杵之，以白饮和服，强人半钱匕，弱者减之，病在上膈者，必吐，病在下膈者，必利。不利进热粥一杯，利过不止，进冷粥一杯。订每一分可用一钱，每服五分，弱者四分或三分。

论曰：寒实结胸，无热证者，与三物白散。

（十五）大陷胸丸诀

　　　大陷胸丸如陷汤，加入杏葶①治项强。

　　　结胸症如柔痉状，下之则和蜜遂详。

　　大黄半斤订二钱，葶苈子半升，熬，订二钱，芒硝半斤订二钱，杏仁半升，去皮尖，熬黑，订二钱。

　　上四味，捣筛二味，内杏仁、芒硝，合研如脂，和散，取如弹丸一枚，别捣甘遂末，一钱匕，白蜜二合，水二升，煮取一升，温顿服之，一宿乃下。如不下，更服，取下为度。禁如药法。

　　按：此方所利害者，唯甘遂末一钱而已，然有白蜜二合以和缓之，实不比大陷胸之猛者。

　　论曰：结胸者，项亦强，如柔痉状，下之则和，宜大陷胸丸。

（十六）文蛤散诀

　　　文蛤散治水结热，身上皮肤时起粟。

　　　压热入内不得出，意欲饮水反不渴。

　　文蛤五两。即五倍子②。

　　上一味为散，沸汤和一钱匕服，汤用五合。

　　论曰：病在阳，应以汗解之，反以冷水㗂之。若灌之，其热被劫不得去，弥更益烦，肉上粟起，意欲饮水，反不渴者，服文蛤散；若不瘥者，服五苓散。身热、皮粟不解，欲引衣自

---

①　葶：此处底本原为"亭"，根据文意订正为"葶"。

②　五倍子：文蛤并非五倍子，但两者药效相近，常代替使用。

覆者，若水以噀之、浇之，益令热被劫不得出，当汗而不汗则烦。

（十七）麻黄汤诀

麻黄汤治正伤寒，无汗恶寒身痛喘。

麻桂杏甘止四味，有汗之病慎勿选。

麻黄三两，去节，订五钱，桂枝二两订四钱，甘草炙，一两订二钱，杏仁七十个，浸去皮尖，订二十三个。

订用水三碗，先煮麻黄，减一碗，去浮沫，内诸药，煮取八分，温服，覆被取微汗。

论曰：太阳病，头痛发热，身疼，骨痛，腰骨痛，恶风，无汗而喘者，麻黄汤主之。

论曰：太阳病，或已发热，或未发热，必恶寒，体痛，呕逆，脉阴阳俱紧者，名曰伤寒。

论曰：太阳病，脉浮而紧，无汗，发热，身疼痛，八九日不解，表证仍在，此当发其汗，麻黄汤主之。

论曰：伤寒八九日，头痛发热，无汗，脉浮紧者，麻黄汤主之。

论曰：伤寒脉浮紧，不发汗，因致衄者，麻黄汤主之。衄后，脉仍浮者合，脉弱者不合。

论曰：阳明病，脉浮无汗而喘，发汗则愈，宜麻黄汤。

论内麻黄汤尚多，未能悉录，止①录其最要者而已。寒属阴邪，伤于人之脏，则有吐利、厥冷、腹痛之症，故仲景立四逆

---

① 止：此处底本不清，根据五云楼版订正为"止"。

汤，以温而驱之。伤于人之经，则有恶寒、身体痛之症，故仲景立麻黄汤，以温而发之，一定不易之法也[1]。但麻黄原方用药四味，取其发表以开腠理者，独仗麻黄一味而已。又监之以桂枝，缓之以甘草，为恐其多而力猛也。设不多，则不能胜任，此乃驱逐之师，势无两立，用在急，早除一日则保一日之元气。今人知畏麻黄能伤人津液，而不顾寒邪之伤人元气。自明季[2]至今，所患伤寒症者，概不敢用麻黄。即有用者，亦未敢用二钱，反至留祸变迁，可胜数哉！吾订用必须五钱以上，非妄言者。单仗麻黄则必五钱，如有羌、防帮凑，则三二钱亦可。

（十八）芍药甘草附子汤诀

芍药甘草附子汤，汗后病解反恶寒。

恶寒附子温经用，甘芍调和病自安。

芍药三两订五钱，甘草炙，二两订三钱，附子一枚，泡去皮，破八片，订三钱。

订用水二碗，煎至七分，温服。

论曰：发汗，病已解，反恶寒者，虚故也，芍药甘草附子汤主之。

（十九）桂枝新加汤

桂枝新加参倍芍，发汗之后身体疼。

脉见沉迟必是虚，加参加姜所谓新。

桂枝一两订五钱，芍药四两订五钱，炙草二两订二钱，生姜四两

---

[1] 页眉批注：均一寒也，但分伤脏伤经为要着。

[2] 明季：指明代，页眉批注：岂止明季，自晋以来亦然矣。

订二钱，人参三两订五钱，大枣十二枚，擘，订四钱。

订用水三碗，煮至七分，温服，如桂枝法。非欲取微汗。

论曰：发汗后，身疼痛，脉沉迟者，桂枝加芍药生姜各一两，参三两，新加汤主之。

（二十）茯苓甘草汤诀

茯苓甘草有姜桂，汗出而渴五苓继。

汗出不渴此汤用，又治饮多厥而悸。

茯苓二两订五钱，桂枝二两订四钱，炙草一两订三钱，生姜三两订三钱。

订用水碗半，煎至八分，温服。

论曰：伤寒，汗出而渴者，五苓散主之。不渴者，茯苓甘草汤主之。

论曰：厥而心下悸，以饮多，宜先治水，当服茯苓甘草汤，却治其厥。不尔，水渍入胃，必作利也。

（二一）小建中汤诀

小建桂枝加芍饴，心悸后烦虚证医。

先烦后悸是热证，吐与酒家并不宜。

浮涩沉弦木入土，表虚腹痛正当施。

桂枝三两订五钱，胶饴一升订一两，炙草二两订三钱，生姜三两订五钱，芍药六两订八钱，大枣十二枚订四枚。

订用水二碗，煎至七分，去渣，内饴，再微煮溶化，温服，日三服，酒家、吐家不可用，以建中汤甜故也。

论曰：伤寒二三日，心中悸而烦者，小建中汤主之。

按：此症是先悸后烦，主虚，宜用此方，若先烦后悸，主热，不宜此方。

论曰：伤寒，阳脉涩，阴脉弦，当腹中急痛者，与小建中汤，不差者，与小柴胡汤。脉沉弦、浮涩谓阴弦阳涩，此木入土中，故主腹痛。

（二二）炙甘草汤诀

炙甘草汤姜桂枣，参麦枣仁阿地好。

伤寒结代心动悸，又能滋阴肺可保。

炙草四两订五钱，生姜三两订四钱，桂枝三两订五钱，大枣十二枚订四钱，人参二两订三钱，阿胶二两订三钱，生地一斤订二两，麦冬半斤订一两，枣仁原是麻仁半斤，此证当用枣仁，肺痿当用麻仁，枣仁订三钱。

订用清酒二碗，水二碗半，先煮八味，取一碗后去渣，内阿胶溶化服，日三服，又一名复脉汤。此伤寒之补阴法也。

论曰：伤寒，脉结代，心动悸，炙甘草汤主之。

（二三）桂枝甘草汤诀

桂枝甘草发汗多，叉手冒心悸按疴。

甘草和中桂实表，过汗阳虚此可和。

桂枝四两订八钱，甘草炙，二两订四钱。

二味订用水二碗，煎至七分，顿温服，日三服。

论曰：发汗过多，其人叉手自冒心，心下悸，欲得按者，桂枝甘草汤主之。

（二四）苓桂枣甘汤诀

苓桂枣甘澜水煎，汗后脐悸作奔豚。

过汗津枯引水救，饮多积水水成冤。

茯苓半斤订一两五钱，桂枝四两订八钱，甘草炙，一两订三钱，大枣十二枚订四枚。

四味以甘澜水，订用三碗，先煮茯苓减一碗，再煮三味，至七分，温服。作甘澜水法，取水二斗，置大盆内，以杓①扬之，至水上有珠子五六千颗相逐取用。按古人制此水法，意欲取去水气之用，如先煮茯苓意同。

论曰：发汗后，其人脐下悸，欲作奔豚者，茯苓②桂枝甘草大枣汤主之。

（二五）桂枝去芍加苓术汤③诀

桂枝去芍加苓术，服桂或下项强同。

翕热无汗心满痛，小便不利非结胸。

桂枝三两订五钱，炙草二两订三钱，生姜三两订五钱，茯苓三两订五钱，白术三两订五钱，大枣十二枚订四枚。

订用水二碗，煎至八分，温服，依桂枝汤法，水利则愈。原方是去桂，今订改去芍。

论曰：服桂枝汤，或下之，仍头痛，项痛，翕翕发热，无汗，心下满，微痛，小便不利者，桂枝去芍加茯苓白术汤。

原方桂枝去桂，但去桂与症不合，今《医宗》订正桂枝去芍则方证皆合此系古人抄错字无疑。此证全似结胸，唯小便不利责

在饮，若小便利，即是结胸矣。

（二六）苓桂术甘汤诀

苓桂术甘吐下后，心下逆满胸气朝。

起则头眩脉沉紧，发汗动经振振摇。

茯苓四两订八钱，桂枝三两订六两，白术二两订^①四钱，炙草二两订三钱。

前四味，订用水二碗，煎至八分，日三服。

论曰：伤寒若吐、若下后，心下逆满，气上冲胸，起则头眩，脉沉紧，发汗则动经，身为振振摇者，茯苓白术桂枝甘草汤主之。

（二七）栀子豉汤诀

栀子豉汤栀子豉，或吐或汗或下愆。

懊恼烦热胸中窒，心下虚烦或不眠。

栀子十四枚，擘，香豉四合，绵里。

原方上二味，订用水二碗半，先煮栀子，得二碗，内香豉，再煮至碗半，温服八分，得吐者，止后服。

论曰：发汗若下之而烦热，胸中窒者，栀子豉汤主之。

论曰：下利后，更烦，按之心下濡者，为虚烦也，宜栀子豉汤。

论曰：发汗吐下后，虚烦不得眠，若剧者，必反复颠倒，心中恢恢^②，栀子豉汤主之。

---

① 订：底本无"订"字，疑缺漏，据四美堂版及五云楼版补。

② 恢恢：《伤寒论》原文为"懊恼"。

（二八～二九）栀子甘豉汤诀、栀子姜豉汤全诀

> 栀子豉汤加甘草，症如栀豉烦不眠。
>
> 发热汗出不恶寒，加甘少气得安然。
>
> 兼呕栀子生姜用，加减应随病变迁。

栀子豉汤方内，加甘草二两，余依前方法，得吐，止后服订用八钱，栀子豉汤方内，加生姜五两，余依前方法，得吐，止后服订用八钱。

论曰：发汗或吐、或下后，虚烦不得眠，若剧者，必反复颠倒，心中懊恼，栀子豉汤主之。若少气者，本汤加甘草；若呕者，本汤加生姜。

（三十）栀子厚朴汤诀

> 栀子厚朴汤枳实，除烦降气三味药。
>
> 伤寒下后心中烦，腹满起卧不安着。

栀子十四枚订六枚，厚朴四两，姜炙，订八钱，枳实去瓤炒，四两订八钱。

订用水碗半，煎至八分，温服，得吐为止，不吐再作一剂。

论曰：伤寒下后，心中烦，腹满，起卧不安者，栀子厚朴汤主之。

（三一）栀子干姜汤诀

> 栀子干姜二味药，太阳伤寒五六日。
>
> 大下之后热不解，心中结痛斯方着。

栀子十四枚，干姜二两订六钱。

二味订用水二碗半，煎至一碗半，分二服，得吐，止后服。

论曰：伤寒五六日，大下之后，身热不去，心中结痛者，未欲解也，栀子干姜汤主之。

按：心中结痛，为下后里寒也。里寒，故用干姜外热，又故用栀子，仍作表里之剂看。此症心中结痛，而非结胸者，全在身热不去四字，设邪热入里，身不发热，即成结胸矣。

（三二）桃仁承气汤诀

桃仁承气桃仁桂，二味加入调胃汤。

外解后攻少腹急，热结膀胱人如狂。

桃核五十个，去皮尖，桂枝三两订五钱，大黄四两订六两，炙草二两订四钱，芒硝二两订四钱。

五味订用水四碗，煮四味，至碗半去渣，内硝，溶化分两次，当微利。

论曰：太阳病不解，热结膀胱，其人如狂，血自下，下者愈。其外不解者，尚未可攻，当先解其外。外已解，但少腹急结者，乃可攻之，宜此方。

（三三～三四）抵当汤诀、抵当丸诀

抵当汤丸攻血方，俱用桃仁水蛭虻①。

表在沉微胸不结，腹满尿利人如狂。

水蛭三十个，熬，虻虫三十个，熬，去头足，大黄三两，去皮，破六片，桃仁二十个，去皮尖。

上四味用水五升，煮取三升，去渣温服，一升不下者更服。

---

① 虻：为虻虫的简称。

水蛭二十个，熬，虻虫二十个，熬，去翅足，大黄三两，桃仁二十五个，去皮尖。

上四味，捣筛为四丸，以水一升，煮一丸，取七合，服之，晬时①当下血，若不下者更服。

论曰：太阳病六七日，表证仍在，脉微而沉，反不结胸，其人发狂者，以热在下焦，少腹当硬满，而小便自利者，下血乃愈。所以然者，以太阳随经，瘀热在里故也，宜下之，以抵当汤。

论曰：太阳病，身黄，脉沉结，少腹硬满，小便不利者，为无血也；小便自利，其人如狂者，血证谛，属抵当汤。

论曰：阳明病，其人喜忘，必有蓄血，所以然者，本②有久瘀，故令人喜忘。屎虽硬，大便反快，其色必黑者，宜抵当汤下之。

论曰：病人无表里证，发热七八日，虽脉浮数者，可下之。假令下已，脉数不解，合热则消谷善饥，至六七日不大便者，有瘀血，宜抵当汤。若脉数不解而下不止，协热便脓血也。

论曰：伤寒，有热，少腹满，应小便不利，今反利者，为有血也，当下之，宜抵当丸。

按：有热，少腹满，小便不利，责在停水，五苓散证也。今有热、少腹满、小便反利者，责在蓄血，故宜抵当。今人不敢信用，用则必效！

---

① 晬时：即一周时。指一天的某一时辰至次日的同一时辰。一周时即一整天。《灵枢·上膈》言"下膈者，食晬时乃出"。

② 本：此处底本字迹模糊，据五云楼版订正为"本"。四美堂版为"木"字，与文意不符。

（三五）大黄黄连泻心汤诀

大黄黄连泻心汤，大下后汗反恶寒。

当先解表桂枝用，沸汤浸黄攻痞安。

大黄二两订六钱，黄连一两订三钱。

上二味以麻沸汤一碗，渍须臾，绞去渣，作一服。

论曰：伤寒，大下后，复发汗，心下痞，恶寒者，表未解也。不可攻痞，当先解表，乃可攻痞。解表宜桂枝汤，攻痞宜大黄黄连泻心汤。

论曰：心下痞，按之不濡①，其脉关上浮者，大黄黄连泻心汤主之。

（三六）附子泻心汤诀

附子泻心用附子，汤浸三黄须臾起。

恶寒汗出附温经，须借三黄治心痞。

大黄二两订六钱，黄连二两订三钱，黄芩一两订三钱，附子一枚，泡去皮，破，别煮取汁，订用三钱。

上四味，切三味，以麻沸汤二升，渍之，须臾绞去滓，内附子汁，分温再服。

论曰：心下痞，而复恶寒汗出者，附子泻心汤主之。

按：此证，外寒内热之证，此方亦为表里双解，然浸三黄，

---

① 按之不濡：《伤寒论》原文"按之濡"，陈氏在条文加入"不"，与《医宗金鉴》看法相同，即"若按之濡，乃虚痞也，补之不暇，岂有用大黄泻之之理乎。"

煎附子，可知其扶阳之意重，攻痞之意轻①，仲②景立法，无微不到。惜乎！近世以讹传讹，不敢照用仲景之方，可胜惜哉！

（三七）甘草泻心汤诀

甘草泻心汤治痞，大枣芩连姜半夏。

因下伤气利不止，日数十行谷不化。

雷鸣硬满干呕烦，此是客气虚上逆。

甘草炙，四两订五钱，黄芩三两订四钱，黄连一两订二钱，干姜三两订四钱，大枣十二枚订四枚，半夏半升，洗，订五钱，成粒打扁。

订用水三碗，煮至二碗，去渣，再煮至八分，温服，日三剂。

论曰：伤寒中风，医反下之，其人下利，日数十行，谷不化，腹中雷鸣，心中痞硬而满，干呕，心烦不得安，医见心下痞，谓病不尽，复下之，其痞益甚，此非结热，但以胃中虚，客气上逆，故使硬也，甘草泻心汤主之。

论曰：脉浮而紧，而复下之，紧反入里，则作痞，按之自濡，但气痞耳。

按：此条，误下后，脉沉作痞，按之濡软，是为气痞，甘草泻心证也。

（三八）生姜泻心汤诀

生姜泻心半连芩，枣草姜参病可救。

---

① 轻：此处底本字迹模糊，根据五云楼版、四美堂版订正为"轻"。

② 仲：此处底本字迹模糊，根据五云楼版订正为"仲"。四美堂版为"仲"，与文意不符。

汗解之后胃不和，心下痞硬噫食臭。

腹下水气腹雷鸣，因汗下利此方凑。

生姜四两订八钱，半夏半升，洗制，订八钱，黄连一两订二钱，黄芩三两订五钱，炙草三两订四钱，人参三两订一两，大枣十二枚订四枚，干姜一两订三钱。

八味订用水四碗，煎至二碗，去渣，再煎至八分，温服，日三剂。

论曰：伤寒，汗出解之后，胃中不和，心下痞硬，干噫食臭，胁下有水气，腹中雷鸣，下利者，生姜泻心汤主之。

（三九）半夏泻心汤诀

半夏泻心姜芩连，人参甘草大枣兼。

满而不痛成虚痞，呕而发热治饮先。

半夏半升，洗，订五钱，干姜三两订四钱，黄芩三两订四钱，人参三两订四钱，炙草三两订四钱，大枣十二枚订四枚，黄连一两订二钱。

七味订用水三碗半，煎取二碗半，去渣，再煮至八分，温服，日三剂。

论曰：伤寒五六日，呕而发热者，柴胡汤证具，而以他药下之，柴胡证仍在者，复与柴胡汤，此虽已下之，不为逆，必蒸蒸而振，却发热汗出而解；若心下满而硬痛者，此为结胸也，大陷胸汤主之；若满而不痛者，此为虚痞，柴胡不中与也，宜半夏泻心汤。

（四十）赤石禹余汤诀

赤石禹余涩痞利，因用理中利转多。

理中止治中焦病，下焦滑脱起沉疴。

赤石脂一斤，碎，太乙禹余粮一斤，碎。

上二味，用水六升，煮取二升，去渣，分三服。

论曰：伤寒，服汤药，下利不止，心下痞硬，服泻心汤已，复以他药下之，利不止，医以理中与之，利益甚；理中者，理中焦，此利在下焦，赤石脂禹余粮汤主之。复利不止者，当利其小便。

按：利小便，当用五苓散、茯苓甘草汤，择用。

（四一）旋覆代赭汤诀

旋覆代赭解后利，噫气不除参半姜。

枣草和中先治本，重镇咸软此方强。

旋覆三两订六钱，代赭一两订六钱，人参二两订一两，炙草三两订四钱，生姜五两订一两，大枣十二枚订五枚，半夏半升订六钱。

上七味，订水四碗，煮至二碗，去渣，再煮至八分服，日三剂。

论曰：伤寒，发汗，若吐，若下，解后心下痞硬，噫气不除者，旋覆代赭汤主之。

（四二）大青龙汤诀

大青治两感风寒，无汗躁烦脉浮缓。

恶寒身重无少阴，桂枝减芍入羔拌。

麻黄六两订六钱，桂枝二两订三钱，炙草二两订三钱，杏仁四十枚订十五枚，生姜三两订四钱，大枣十二枚订四枚，石膏如鸡子大，绵裹，碎，订二两。

上七味，订用水三碗，先煮麻黄，减一碗，去上沫，内诸药，煮取八分，温服，取微汗出。如无汗，再服一剂；若汗出多者，以温粉扑①之；又汗多者而致亡阳，遂虚，恶风寒，烦躁不得眠，订用真武汤。真武汤者，原为预救大青龙而设也。

论曰：太阳中风，脉浮紧，发热恶寒，身疼痛，不出汗而烦躁者，大青龙汤主之。若脉微弱，汗出恶风者，不可服，服之则厥逆，筋惕肉瞤，此为逆也。

按：此条谓中风而兼有伤寒之脉证，则宜服；若独见中风之脉证者，则戒服。亦既词语浅白，易晓者矣！今人因见仲景立戒，反至总不敢用大青龙汤亦久矣，吾不知设有其症，设用节庵九味羌活不效者奈何。

论曰：伤寒脉浮缓，身不疼，但重，乍有轻时，无少阴证者，大青龙主之②。

按：此条主用大青龙者，专重有伤寒两字，是概头痛、气喘、发热、无汗等症者，是谓伤寒，而兼中风之脉证者，可知脉缓者，亦有发汗之例。

论曰：脉浮而紧，浮则为风，紧则为寒，风则伤卫，寒则伤营，营卫俱病，骨节烦疼，当发其汗，而不可下也。

按：此宜以大青龙发汗③。

---

① 扑：原文为"朴"，与文意不符，据《伤寒论》大青龙汤条订正为"扑"。

② 页眉批注：但重似少阴矣，无少阴者是无沉细之脉矣，此症专在浮缓二字。（底本字迹模糊，据五云楼版订正）

③ 大青龙发汗：上论"脉浮而紧，浮则为风，紧则为寒，风则伤卫，寒则伤营，营卫俱病，骨节烦疼，当发其汗"，出自《脉经》，原文用麻黄汤发汗。

（四三）桂二麻一汤诀

桂二麻一桂枝症，用桂大汗仍脉洪。

再用桂枝汤照法，若然似疟此方通。

桂枝一两十七铢订四钱，芍药一两六铢订四钱，炙草一两二铢订四钱，大枣五枚订四枚，生姜一两六铢订四钱，麻黄十六铢订二钱，杏仁十六枚。

上七味，订用水三碗，先煮麻黄一二沸，去上沫，内诸药，煮八分。

论曰：服桂枝汤，大汗出，脉洪大者，与桂枝汤如前法；若形似疟，一日再发者，汗出必解，宜桂二麻一汤。

（四四）麻桂各半汤诀

麻桂各半麻桂汤，发热恶寒如疟状。

面赤热色身必痒，小汗得出自安康。

热多寒少脉微弱，阳虚无汗甚相当。

麻黄一两订三钱，大枣四枚订三枚，炙草一两订三钱，杏仁二十四枚订十枚，芍药一两订三钱，桂枝一两十六铢订三钱，生姜一两订三钱。

上七味，用水四碗，煎麻黄一二沸，去上沫，内诸药，煎至八分。

按：张璐曰此方与桂枝二麻黄一汤药品不殊，唯铢分稍异，而证治攸分，可见仲景制方，差多差少之间，分毫不苟也。愚思其名各半，与桂二麻一，必系将麻桂方所用之药，或各用一半，或桂枝用二分，麻用一分，或麻则用十分之一，桂则用十分之二，但估拆其分两，总不合数，即如桂枝二越婢一汤亦然。愚意仲景之方，人不照用，几及千年矣，其书之翻刻，亦谅不少，必系传写之误所致者无疑！

论曰：太阳病，得之八九日，如疟状，发热恶寒，热多寒少，其人必呕①，清便欲自可，一日二三度发，脉微缓者，为欲愈也。脉微而恶寒者，此阴阳俱虚，不可更发汗、更下、更吐也。面色反有热色者，未欲解也，以其不能得小汗出，身必痒，宜桂枝麻黄各半汤。

论曰：脉浮而迟，面色热赤而战惕者，六七日当汗出而解，反发热者，差迟。迟为无阳，不能作汗，其身必痒也。

（四五）桂二越一汤诀

桂二越一桂合越，麻石甘姜枣桂芍。

发热恶寒寒反少，不可再汗因脉弱。

桂枝十八铢订四钱，芍药十八铢订四钱，炙草十八铢订四钱，大枣四枚，麻黄十八铢订三钱，石膏二十四铢，打碎，绵裹，订一两。

论曰：太阳病，发热恶寒，热多寒少，脉微弱者，此无阳也，不可发汗，宜桂枝二越婢一汤。

（四六）小青龙汤诀

小青龙治表不解，心下水气干呕是。

发热而欬盖②渴利噎呃，少腹或满或喘利。

---

① 其人必呕：《伤寒论》原文为"不呕"，是排除邪传少阳的指征，考虑此处应为摘录笔误。

② 盖：底本原文小字注释字迹模糊，四美堂版字迹清晰，五云楼版无此注释。

麻桂干姜芍药甘，细辛半夏及五味。

麻黄三两订五钱，五味半升订一钱，桂枝三两订五钱，干姜二两订二钱，芍药三两订五钱，细辛三两订二钱，半夏半升订五钱，炙草三两订五钱。

上八味，订用水四碗，先煮麻黄，减二碗，去上沫，内诸药，煎八分。

加减法：若渴者，去半夏加花粉，三两订五钱；若噎者，去麻黄加附子一枚炮订三钱；若小便不利、少腹满，去麻黄加茯苓，四两订六钱；若喘者，去麻黄加杏仁，半升去皮尖订一两；若微利者，去麻黄加茯苓①，四两订六钱；此方去水气、逐寒邪第一方也，凡有汗者，去麻黄可也。

论曰：伤寒表不解，心下有水气，干呕发热而咳，或渴，或利，或噎，或小便不利，少腹满，或喘者，小青龙汤主之。

论曰：伤寒，心中有水气，咳而微喘，发热不渴，小青龙汤主之。服汤已渴者，此寒去欲解也。

（四七）干姜附子汤诀

干姜附子汗下后，昼日烦躁不得眠。

不呕不渴无表证，身无大热脉沉微。

干姜一两订六钱，附子一枚，去皮，生用，破八片，订四钱。

上二味以水三升，煮取一升，顿服，订用水碗半，煎八分顿服。

论曰：下之后，复发汗，昼日烦躁不得眠，夜而安静，不

① 茯苓：《伤寒论》为莞花，但莞花不治利，水走大肠，清浊不分，故见下利，作者改为茯苓更贴近仲景之意。

呕，不渴，无表证，脉沉微，身无大热者，干姜附子汤主之。

论曰：下之，复发汗，必振寒，脉微细。所以然者，以内外俱虚故也。

按：姜附汤功力猛逾四逆汤，以治纯阴之证，此二症皆由阳证误治而变成阴证者。

（四八）茯苓四逆汤诀

茯苓四逆参姜草，汗下不解乃烦躁。

姜附温经甘草和，加茯亦由水饮厥。

茯苓六两订二两，人参一两订三钱，炙草二两订五钱，干姜一两半订五钱，附子一枚，生用，切八片，订三钱。

订用三碗，煎至八分，温服。以上二方皆治烦躁之急症。

论曰：发汗，若下之，病仍不解，烦躁者，茯苓四逆汤主之。

（四九）白虎加参汤诀

白虎加参三法后，八日不解内外热。

汗出恶寒热躁烦，饮水不厌此方捷。

即于白虎汤内加人参三两，余依白虎汤方。

论曰：伤寒，脉浮，发热，无汗，其表不解者，不可与白虎汤，渴欲饮水，无表证者，白虎加人参汤主之。

论曰：伤寒，若吐，若汗①，若下后，七八日不解，热结在里，表里俱热，时汗恶风，大渴，舌上干燥而烦，欲饮水数升

---

① 若汗：《伤寒论》原文无"若汗"，当为摘抄笔误。

者，白虎加人参汤主之。

论曰：阳明病，脉浮而紧，咽燥①口苦，腹满，发热汗出，不恶寒反恶热，身重，舌上胎者，栀子豉汤主之。若渴欲饮水，口干舌燥者，白虎加人参汤主之。

（五十）白虎汤诀

白虎知膏②甘草米，表有热时里有邪。

表证未除例禁用，阳明实热用之奢。

知母六两订一两，石膏一斤，碎，订三两，炙草二两订四钱，粳米六合订一杯。

上四味，订用水二碗半，煮米熟汤成，日三剂。

论曰：伤寒脉浮滑，此以表有热，里有邪③，白虎汤主之。

论曰：伤寒脉滑而厥者，里有热，白虎汤主之。

论曰：三阳合病，腹满，身重，难以转侧，口不仁，面垢，谵语，遗尿，发汗则谵语。下之则额上生汗，手足逆冷。若自汗出者，白虎汤主之。

（五一）小承气汤诀

小承枳朴与大黄，吐下再汗后微烦。

小便数时大便硬，谵语燥屎总应颁。

大黄四两订六钱，厚朴二两订四钱，去皮，枳实三大枚，炙，订

---

① 燥：原文为"躁"，据《伤寒论》订正为"燥"。

② 膏：原文为"羔"，据药典订正为"膏"。

③ 里有邪：《伤寒论》中为"里有寒"，但历代医家对此认知不同，亦有认为里有寒为邪气传里，未入腑，故止言寒（成无己），亦有认为"寒"字当作"邪"字解，亦热也。陈氏直接写作"邪"。

一大枚。

订用水一碗半，煎至八分服，更衣则止，不更衣再服一剂。

论曰：太阳病，若吐，若下，若发汗后，微烦^①，小便数，大便因硬者，与小承气汤和之。

论曰：下利，谵语者，有燥屎也，宜小承气汤。

（五二）麻仁丸诀

> 麻仁小承麻杏芍，尿利便硬为脾约。
>
> 阳明津液火蒸干，脾土刚燥须润药。

麻仁二升，芍药半斤，枳实半斤，大黄一斤，厚朴一斤，去皮，杏仁一升，去皮尖，熬如脂，研。

上六味密^②合丸，如桐子大，饮服十丸，日三服，渐加以和为度。此方订量，每味作十分之一亦可。

论曰：趺阳脉浮而涩，浮则胃气强，涩则小便数，浮涩相搏，大便则硬，其脾为约，麻仁丸主之。

（五三）调胃承气汤诀

> 调胃承气草黄硝，发汗不解蒸蒸热。
>
> 吐后腹满及心烦，阳明胃火炎炎烈。
>
> 但恶热兮不恶寒，嗢嗢^③欲吐此方杰。

大黄四两，去皮，酒浸，订七钱或一两，芒硝半斤订三钱，炙草

---

① 微烦：底本原为"微寒"，与方证不符，根据《伤寒论》原文订正为"微烦"。

② 密：与文意不符，当为"蜜"之讹，下同。

③ 嗢嗢：音［wà］，象声词，反胃欲吐的声音。

二两订四钱。

上三味用水三升，煮取一升，去渣，内硝，更煮两沸，少少温服。

论曰：伤寒吐后，腹胀满者，与调胃承气汤。

论曰：阳明病，不吐，不下，必烦者，可与调胃承气汤。

论曰：太阳病三日，发汗不解，蒸蒸发热者，属胃也，调胃承气汤主之。

论曰：发汗后，恶寒者，虚故也；不恶寒，但热者，实也。当和胃气，与调胃承气汤。

论曰：太阳病，过经十余日，心中嗢嗢欲吐，而胸中痛，大便反溏，腹微满，郁郁微烦，先此时自极吐下也，可与调胃承气汤。

论曰：伤寒十三日不解，过经，谵语者，以有热故也，当以汤下之。若小便利者，大便当硬，而反下利，脉调和者，知医以丸药下之，非其治也。若自下利者，脉当微厥，今反和者，此为实也，调胃承气汤主之。

（五四）大承气汤诀

大承枳朴并硝黄，发热汗多急下康。

少阴清利咽干燥，痞满实燥急须当。

大黄四两，酒洗，订八钱，枳实五枚，炙，订二枚，厚朴半斤，去皮，炙，订一两，芒硝三合合订四钱。

上四味以水一斗，订三碗，先煮二味，取五升，去渣，内大黄，更煮取二升，去渣，内芒硝，更上微火一二沸，分温再服，得下勿服。

论曰：阳明病，发热汗多者，急下之，宜大承气汤。

论曰：伤寒六七日，目中不了了者，睛不和，无表里证，大便难，身微热者，此为实也，急下之，宜大承气汤。

论曰：少阴病，六七日腹胀，不大便者，急下之，宜大承气汤。

论曰：少阴病，得之二三日，口燥咽干者，急下之，宜大承气汤。

论曰：少阴病，自利清水，色纯清，心下必痛，口干舌燥者，急下之，宜大承气汤。

论曰：发汗不解，腹满痛者，急下之，宜大承气汤。腹满不减，减不足言，当下之，宜大承气汤。

以上论内所载，急下之症六条，阳明着二，少阴着三，太阴着一，急下者，谓刻不可缓也，学者首须读熟，以便救人。

论曰：病人烦热，汗出则解，又如疟状，日晡所发热者，属阳明也；脉实者，宜下之；脉浮虚者，宜发汗。下之，宜大承气汤，发汗者，宜桂枝汤。此条凭脉辨表里。

论曰：阳明病，下之，心中懊恼而烦，胃中有燥屎者，可攻。腹微满，初头硬，后必溏，不可攻之。若有燥屎者，宜大承气汤。

论曰：阳明病，谵语，发潮热，脉滑而疾者，小承气汤主之。因与承气一升，腹中转矢气者，更服一升，若不转矢^①气者，勿更与之。明日又不大便，脉反微涩者，里虚也，为难治，不可与承气汤也。

论曰：伤寒，若吐，若下后，不解，不大便五六日，上至

---

① 矢：底本原为"失"，疑讹，据文意订正为"矢"。

十余日，日晡所发潮热，不恶寒，独语如见鬼状。若剧者，发则不识人，循衣摸床，惕而不安，微喘，直视，脉弦者生^①，涩者死。微者，但热，谵语，大承气汤主之。

论曰：病人小便不利，大便乍难乍易，时有微热，喘冒^②不能卧者，有燥屎也，宜承气汤。

论曰：大下后，六七日不大便，烦不解，腹满痛，此有燥屎也。所以然者，本^③有宿食故也，宜大承气汤。

论曰：阳明病，脉微迟，虽汗出，不恶寒者，其身必重，短气，腹满而喘，有潮热者，此外欲解，可攻里也。手足漐然汗出者，此大便已硬也，大承气汤主之。若汗多，微发热恶寒者，外未解也，其热不潮，未可与承气汤。若腹大满不通者，可与小承气，微和胃气，勿令大泄下。

（五五）导法诀

导法蜜煎与胆汁，津液既枯粪难出。

攻下药防伤胃气，便硬但用般般吉。

（五六）蜜煎导法方诀^④

用蜜半酒杯，于铜壳内煮老，候冷，捻成条，如榄核状，内入粪门，外以纸，或布塞住，约一二刻，当有大便出，此法

---

① 脉弦者生：底本原为"脉滑者生"，根据《伤寒论》原文订正为"脉弦者生"。

② 喘冒：底本原为"喘胃"，疑讹，根据《伤寒论》原文订正为"喘冒"。

③ 本：底本原为"木"，疑讹，根据《伤寒论》原文订正为"本"。

④ 诀：原文无，为标题统一加上。"猪胆导法方诀"同。

是单用蜜者，另有加盐或加皂角少许愚常以净蜜而已。

（五七）猪胆导法方诀

用大猪胆一个，将胆上原身小孔略刺开，灌老醋少许，又以小竹管一条，约长二寸，插半寸入胆孔，线扎定，以一头插入粪门内，捻其胆汁直入于肛内，自然滑溜，其粪即出。

（五八）土瓜根导法方诀

论曰：阳明病，自汗出，发汗，小便自利者，此为津液内竭，屎虽硬，不可攻之，当须自欲大便，宜蜜煎导而通之，若土瓜根及大猪胆汁皆可导。

但凡大便结硬，因于津枯，或大便难出者，均宜导法。

（五九）猪苓汤诀

猪苓茯泻阿滑石，阳明热渴存津液。

此是阳明止渴方，不比五苓太阳药。

猪苓去皮、茯苓、泽泻、阿胶、滑石碎。各一两订各用六钱。

上五味，以水四升，先煮四味，取二升，去渣，内阿胶，烊消，温七合，日三服。

论曰：阳明病，脉浮而紧，咽燥口苦，腹满而喘，发热汗出，不恶寒反恶热，身重；若发汗则躁，心愦愦反谵语，若加温针，必怵惕烦躁不得眠；若下之，则胃中空虚，客气动膈，心中懊憹，舌上胎者，栀子豉汤主之。若渴欲饮水，口干舌燥者，白虎加人参汤主之。若脉浮发热，渴欲饮水，小便不利者，猪苓汤主之。阳明病，汗出多而渴者，不可与猪苓汤，以汗多胃中燥，猪苓汤复利其小便故也。

猪苓与五苓，均可止渴、利小便，猪苓润燥，五苓利水，即此不同。

论曰：少阴病，下利六七日，小便不利①，咳而呕渴，心烦不得眠者，猪苓汤主之。

按：猪苓汤，不拘三阴三阳之经，凡因津液少而渴者皆合。

（六十）麻黄连翘赤小豆汤诀

麻黄连翘赤小豆，姜枣杏桑甘草凑。

伤寒瘀热身发黄，内外分消功可奏。

麻黄二两订四钱，赤小豆一升订二合，生姜一两订二钱，大枣十二枚订四枚，连翘二两订四钱，生桑白一升订一两，炙草二两订三钱，杏仁四十枚订十五枚。

上八味，订用潦水②四碗，先煮麻黄，再沸，去上沫，内诸药，煮取一升，温服，日订三剂。

论曰：伤寒瘀热在里，身必发黄，麻黄连翘赤小豆汤主之。

（六一）茵陈汤诀

茵陈汤有栀子黄，阳明郁湿如橘光。

小便不利腹微满，服汤尿赤不须防。

茵陈蒿六两订二两，栀子十四枚订十枚，大黄二两订五钱。

上三味，以水一斗二升，订用水四碗，先煮茵陈，减二碗，煮取一碗，温服，日三服。小便当利，如皂荚汁状，色正赤，一宿腹减，黄从小便出也。

---

① 小便不利：底本缺"小便不利"，根据《伤寒论》原文补入。

② 潦水：指雨后积水，味甘，性平，取潦水味薄而不会助长湿气发热。

论曰：伤寒七八日，身黄如橘子色，小便不利，腹微满者，茵陈汤主之。

论曰：阳明病，发热汗出，此为热越，不能发黄也。但头汗出，身无汗，剂颈而还，小便不利，渴饮水浆者，此为瘀热在里，身必发黄，茵陈蒿汤主之。

（六二）栀子柏皮汤诀

> 栀子柏皮有茵陈，专治阳明身热黄。
>
> 渴饮水汤水不利，脾传身热皮肉藏。

栀子十五枚，茵陈一两订六钱，黄柏二两订一两。

三味，以水四升，煮取一升半，去渣，分温再服。

论曰：伤寒身黄发热，栀子柏皮汤主之。

（六三）小柴胡汤诀

> 小柴人参草半芩，和解之剂姜枣侵。
>
> 口苦咽干目眩赤，往来寒热少阳寻。
>
> 胸胁满结耳聋呕，悸渴腹痛总当斟。
>
> 经期中风入血室，血竭如疟此汤钦。

柴胡半斤订一两，黄芩三两订五钱，生姜三两订五钱，大枣十二枚订四枚，半夏半升订五钱，人参三两订五钱，炙草三两订五钱。

上七味用水一斗二升，订四碗，煮取六升，订煮取六升，订煮二碗，再煮去渣，煮取三升，订取一碗，日三服。

加减法原文：若胸中烦而不呕，去半夏、人参，加瓜蒌实一枚订用三分之一。若渴，去半夏，加人参合前成四两半，花粉四两订八钱加三钱。若腹中痛者，去黄芩，加芍药三两订六钱。若胁下痞硬，去大枣，加牡蛎四两订用炙过□①壳八钱，烧透不合用，烧透即是壳灰故也。若心下悸，小便不利者，去黄芩，加茯苓四两订用八钱。若不渴，外有微热者，去人参，加桂枝三两，温服取微汗，订六钱。若咳者，去人参、大枣、生姜，加五味子半斤订一钱，干姜二两订三钱。

论曰：少阳之为病，口苦、咽干、目眩也。

论曰：少阳中风，两耳无所闻，目赤，胸中满而烦者，不可吐下，吐下则悸而惊。此条禁下、吐二法。

论曰：伤寒，脉弦细，头痛发热者，属少阳。少阳不可发汗，发汗则谵语，此属胃。胃和则愈，胃不和，则烦而悸。此条禁发汗，谓误发汗则属胃，胃不和，则有烦而悸。

以上皆宜小柴胡汤。

论曰：伤寒五六日，中风，往来寒热，胸胁苦满，默默不欲饮食，心烦喜呕，或胸中烦而不呕，或渴，或腹中痛，或胁下痞硬，或心下悸，小便不利，或不渴，身有微热，或咳者，小柴胡汤主之。

论曰：伤寒中风，有柴胡证，便见一证便是，不必悉具。

论曰：伤寒三日，少阳脉微者，欲已也。此条言欲愈之脉。

论曰：伤寒四五日，身热恶风，颈项强太阳病，胁下满少阳证，手足温而渴者阳明证，小柴胡汤主之。此三阳合证独治少阳之例。

论曰：阳明病，发潮热，大便溏，小便自可，胸胁满不去者，与小柴胡汤。

论曰：阳明病，胁下硬满，不大便而呕，舌上白胎者，可

---

① □：此字存疑，上部为"芇"，下部为"虫"。

与小柴胡汤。上焦得通指可以不呕，津液得下指可以大便下行也，胃气因和，身濈然汗出而解。此条指阳明合少阳独治少阳之证。

论曰：凡柴胡汤病证而下之，若柴胡证仍在者，复与柴胡，必蒸蒸而振，却发热汗出而解。

论曰：血弱气尽，腠理开，邪气因入，与正气相搏，结于胁下，正邪分争，往来寒热，休作有时，默默不欲饮食。脏腑相连，其痛必下，邪高痛下，故使呕也。小柴胡汤主之。

论曰：呕而发热者，小柴胡汤主之。

论曰：妇人中风，七八日，续得寒热，发作有时，经水适断者，此为热入血室，其血必结，故使如疟状，发作有时，小柴胡汤主之。

论曰：妇人伤寒，发热，经水适来，昼日明了，暮则谵语，如见鬼状者，此为热入血室，无犯胃气及上二焦，必自愈。此条禁汗、吐、下，宜用小柴胡便是。

（六四）柴胡桂枝汤诀

柴胡桂枝芍与枝，六七日病恶寒时。

肢节烦疼呕心结，外证未愈此方施。

柴胡四两订六钱，黄芩一两半订三钱，炙草一两订二钱，人参一两半订三钱，半夏二合半订三钱，生姜一两半订三钱，桂枝一两半订三钱，芍药一两半订三钱，大枣六枚订三枚。

订用水三碗，煮取一碗，温服，日三服。

论曰：伤寒六七日，发热，微恶寒，肢节烦疼，微呕，心下支结，外证未去者，柴胡桂枝汤主之。

论曰：发汗多，亡阳谵语者，不可下，与柴胡桂枝汤，和其营卫，以通津液，后自愈。

（六五）柴胡桂枝干姜汤诀

柴胡桂枝干姜汤，芩草花粉牡蛎囊。

已汗复下胸满结，渴而不呕头如浆。

寒热往来心烦者，少阳未解此相当。

柴胡半斤订一两，桂枝三两订五钱，干姜二两订四钱，黄芩三两订五钱，炙草二两订四钱，花粉四两订五钱，牡蛎二两订三钱。

订用水四碗，煮取二碗，去渣，再煮至一碗，温服，日三剂。

论曰：伤寒五六日，已发汗而复下之，胸胁满，微结，小便不利，渴而不呕，但头汗出，往来寒热，心烦者，此为未解也，柴胡桂枝干姜汤主之。

（六六）黄连汤诀

黄连汤为表不解，桂草干姜参半枣。

胸中有热胃有邪，腹中疼痛欲呕吐。

黄连三两订五钱，炙草三两订五钱，干姜三两订五钱，半夏三钱，人参二两订四钱，桂枝三两订五钱，大枣十二枚订四枚。

订用水四碗，煮取二碗，分昼夜合二原文昼三夜二服，照此方可服三剂，昼夜作四次服毕。

论曰：伤寒，胸中有热，胃中有邪气，腹中痛，欲呕吐者，黄连汤主之。

（六七）大柴胡汤诀

大柴表里方枳芍，大黄姜枣半夏芩。

发热汗出表不解，痞硬呕吐里急寻。

柴胡半斤订二两，半夏半升，洗，订一两，枳实四枚，炙，订二枚，大枣十二枚订四枚，黄芩三两订一两，芍药三两订一两，大黄二两订八钱，生姜五两订一两五钱。

订用水十碗，煎至六碗，去渣再煮，至三碗，分三服，一日昼。原用水一斗二升，煮至六升，去渣再煮至三升，分三次。凡用半夏宜打扁，不宜切片，因见近时所用半夏，皆系姜水浸煮过，既已去其燥烈之性，则去痰、去水之力慢矣，况切薄片，似鱼鳞，一经水滚，已经溶化成浆，甚难服食，且妨动呕，不可不察。

论曰：伤寒，发热，汗出不解，心中痞硬，呕吐而不利者，大柴胡汤主之。

论曰：太阳病，过经十余日，反二三下之，后四五日，柴胡症仍在者，先与小柴胡汤。呕不止，心下急，郁郁微烦者，为未解也，与大柴胡汤。下之则愈。

论曰：伤寒十余日，热结在里，复往来寒热者，与大柴胡汤。但结胸无大热者，此为水结在胸胁也，但头微汗出者，大胸汤主之。此条辨热结在里，而成痞硬者有三症，大柴胡止居其一耳。

（六八）柴胡加芒硝汤诀

小柴胡内加芒硝，胸胁满呕日晡潮。

先以小柴和解外，后除内热此汤疗。

将小柴胡汤内另加硝六两订用一两，如见咸苦则减少。

论曰：伤寒十三日不解，胸胁满而呕，日晡所发潮热，已而微利。此本柴胡症，下之而不得利，今反利者，知医以丸药下之，非其治也。潮热者，实也，先宜小柴胡汤以解外，后以柴胡加芒硝汤主之。

（六九）理中丸诀

> 理中参术草干姜，自利不渴太阴详。
> 脐筑动气桂易术，呕多去术加生姜。
> 腹满去术加附子，阴寒四逆汤商量。

人参三两订五钱，白术三两订五钱，炙草三两订五钱，干姜三两订五钱。

上四味捣筛，蜜和为丸，如鸡子黄许大，以沸汤数合和一丸，碎研温服之。日三四枚，夜二服，腹中未热，益至三四丸，然不及汤。汤法：以四物依两数，切，用水八升，煮取三升，去渣，温服一升，日三服。

加减法：若脐上筑者，肾气动也，去术加桂四两；吐多者，去白术，加生姜四两；下多者，还用白术，悸者，加茯苓四两；渴欲得水者，加术足前成四两半；腹中痛者，加人参足前成四两半；寒者，用干姜足前成四两半；腹满者，去白术，加附子一枚。服汤后，如食顷，饮热粥一升许，微自温勿发揭衣被。

论曰：自利不渴者，属太阴，以其脏有寒也，当温之，宜四逆辈即理中。

论曰：霍乱病，头痛，发热，身疼痛，热多，欲饮水者，五苓散主之；寒不用水者，理中丸主之。此条宜用理中汤。

（七十）干姜芩连人参汤诀

> 干姜芩连人参汤，清火散寒参固中。
> 本自寒格复吐下，食入即吐用之功。

干姜、黄芩、黄连、人参各三两订六钱。

上四味，以水六升，煮二升，去渣，分煎服。

论曰：伤寒，本自寒格，医复吐、下之，寒格，更逆吐、下，若食入口①即吐，干姜芩连人参汤主之。

（七一）朴姜半草人参汤诀

朴姜半草人参汤，汗后腹胀满不通。

气逆湿痰作呕恶，散逆止呕且安中。

厚朴炙，半斤，生姜半斤，半夏半斤，炙草二两，人参一两。

水一斗，煎取三升，去渣，分三服。

论曰：发汗后，腹满者，朴姜半草人参汤主之。

（七二～七三）桂枝加芍药汤诀、桂枝加大黄汤诀

桂枝加芍又加黄，误入太阴从太阳。

下后腹满加芍药，大实满痛加黄康。

桂枝三两订五钱，芍药六两订一两，大黄二两订四钱，炙草二两订三钱，生姜三两订五钱，大枣十二枚订四枚。

温服，日三剂。

论曰：本太阳病，医反下之，因而腹满时痛者，属太阴也，桂枝加芍药汤主之；大实痛者，桂枝加大黄汤主之。

（七四）麻黄附子细辛汤诀

麻黄附子细辛汤，专治少阴合太阳。

---

① 口：此处底本字迹模糊，根据五云楼版订正为"口"，四美堂版为"日"字，与文意不符。

脉细欲寐身热发，两感阴阳此可当。

麻黄二两，去节，订四钱，细辛三两订三钱，附子一枚，炮，订三钱。

上三味，以水一升，先煮麻黄，减二升，去上沫，内诸药，煮取三升，去渣，温服一升，分三服。订水三碗，煮一碗，日三剂。

论曰：少阴病，始得之，反发热，脉沉者，麻黄附子细辛汤主之。

按：此证系初病，即见脉沉欲卧之阴证，阴证不应发热，故曰反发热，若是初由阳经传来，则应有热，不为反始得之，即初病之日，始见热之谓，吾故谓此条，非传经之病，乃初病之病。

（七五）麻黄附子甘草汤诀

麻黄附子甘草汤，二三日俱少阴伤。

二三日间无里证，微微发汗便安康。

麻黄二两，去节，订四钱，炙草二两订四钱，附子一枚，泡，破八片，订三钱。

上三味，以水七升，先煮麻黄一二沸，去上沫，内诸药，煮取三升，去渣，温服一升，日三服，订水三碗煮一碗，温服，日三剂。

论曰：少阴病，得之二三日，麻黄附子甘草汤，微发汗，以二三日无里证，故微发汗也。

（七六）附子汤诀

附子汤治少阴沉，白术白芍茯苓参。

口和背寒骨节痛，灸脉不出此方斟。

附子二枚，去皮，生用，切八片，订六钱，茯苓三两订八钱，人参二两订四钱，白术四两订一两，芍药二两订六钱。

上五味，以水八升，煮取三升，去渣，温服一升，日三服。订用水三碗，煎八分，温服，日三剂。

论曰：少阴病，得之一二日，口中和，其背恶寒者，当灸之，附子汤主之。此条症，当知其兼有但欲寐，以及脉微欲绝，始用此方也。

论曰：少阴病，身体疼痛，骨节疼痛，脉沉微者，附子汤主之微者几于绝也。

（七七）四逆汤

四逆汤用甘草君，干姜生附治纯阴。

脉沉微细吐利厥，阴证亡阳身痛钦。

干姜一两半订四钱，炙草二两订五钱，附子一枚，用生，切八片，订用四钱。

上三味，以水三升，煮取一升二合，去渣，分温再服。强人可大附子一枚，干姜三两，订用水三碗，煮至碗半，分两次服。

论曰：少阴病，脉沉者，急温之，宜四逆汤。

论曰：病发热头痛，脉反沉①，若不差，身体疼痛，下利清谷，当温其里，宜四逆汤。

论曰：伤寒，医下之，续得下利，谷不止，身疼痛者，急当救里；后身疼痛，清便自调者，急当救表。救里宜四逆汤，

---

① 脉反沉：底本原为"脉沉"，根据《伤寒论》原文订正。

救表宜桂枝汤。

论曰：大汗出，热不去，内拘急，四肢疼，又下利，厥逆而恶寒者，四逆汤主之_{亡阳证}。

论曰：大汗若大下利，而厥冷者，四逆汤主之。此亦入亡阳例。

论曰：呕而脉弱，小便复利，身有微热，见厥者，难治，四逆汤主之。微亡阳于外，上呕、下利，中虚，见厥。

论曰：既吐且利，小便复利，而大汗出，下利清谷，内寒外热，脉微欲绝者，四逆汤主之_{两感}。

论曰：吐利汗出，发热恶寒，四肢拘急，手足厥冷者，四逆汤主之_{两感}。

按：以上九症，若系初病者，可救者多。若系传经而来者，可救者少矣。又当看其人，自能行动，有精神者吉，若衰者凶。

凡服四逆附子等汤，务须日夕连服，不得限以一日三服，虽日夜十次亦合。

（七八）白通汤诀

白通汤是四茎葱，附子生用姜须干。

一两一枚温经用，脉微利厥白通安。

葱白四茎，干姜一两订四钱，附子一枚，生用，切片。

上三味，以水三升，煮取一升，去渣，分温再服，订两次服。

论曰：少阴病，下利，白通汤主之。

（七九）白通尿胆汤诀

白通尿胆下利厥，少阴无脉干呕烦。

服汤脉暴出者死，由微渐大庆重生。

葱白四茎，干姜一两订六钱，附子一枚，生用，切片，订一小枚，人尿五合订半碗，猪胆汁一合订一个。

以上三味，以水三升，煮取一升，去渣，内胆汁、人尿，和令相得，分温再服。若无胆亦可用，订两次服。

论曰：少阴病，下利，脉微者，与白通汤。利不止，厥逆无脉，干呕烦者，白通加猪胆汁汤主之。服汤，脉暴出者死，微续者生。

（八十）真武汤诀

真武姜附茯芍术，发热悸眩动振振。

下利去芍呕去附，咳加五味细辛姜。

阳虚内外水气重，肾经寒实此方商。

生姜三两订二两，附子一枚，泡，茯苓三两订二两，芍药三两订一两，白术二两订一两。

上五味，以水八升，煮取三升，去渣，温服七合，日三服。订三服。

加减法：若咳者，加五味子半升订一钱，细辛、干姜各一两订各三钱；若小便利，去茯苓；若下利者，去芍药，加干姜二两订一两；若呕者，去附子，加生姜足前成半斤订四两。

论曰：少阴病，二三日不已，至四五日，腹痛，小便不利，四肢沉重疼痛，自下利者，此为有水气，其人或咳，或小便不利①，或下利，或呕者，真武汤主之。

---

① 小便不利：《伤寒论》原文作"利"，《医宗金鉴》作"不利"，陈氏采纳《医宗金鉴》的观点。

论曰：太阳病，发汗，汗出不解，其人仍发热，心下悸，头眩，身瞤①动，振振欲擗地者，真武汤主之。

小青龙与真武二方，皆治水气之主剂，然小青龙治表未解，中外寒实之水气，职司太阳；真武治表已解，中外寒实之水气，职司少阴。

（八一）通脉四逆汤诀

> 通脉四逆即四逆，利清谷里寒外热。
> 手足厥逆脉欲无，反不恶寒面色赤。
> 面赤加葱须九茎，咽痛去芍加桔梗。

炙草三两订二两，干姜三两，强人四两，订二两，附子大者一枚，生用，订一小枚。

上三味，以水三升，煮取一升二合，分温再服，其脉自出。订作分两次服，此救急，减少则误。

加减法：面色赤，加葱九茎；腹中痛者，去葱加芍药二两订八钱；呕者，加生姜二两订一两；咽痛，去芍药，加桔梗一两订六钱；利止，脉不出者，去桔梗，加人参二两订一两。病皆与方相应，乃服之。

论曰：少阴病，下利清谷，里寒外热，手足厥逆，脉微欲绝，身反不恶寒，其人面赤，或腹痛，或干呕，或咽痛，或利止脉不出者，通脉四逆汤主之。

论曰：下利清谷，里寒外热，汗出而厥者，通脉四逆汤主之。

白通二方、四逆二方、附子一方，这五方附子皆生用，皆

---

① 页眉批注：瞤音纯。（此乃粤语方言音，普通话音［shùn］，又音［rún］）

为少阴下利而设，取其温经散寒。真武则用熟①附，取其温经去饮。白通诸方以通阳为重，真武以②益阳为先，干姜、生附以温经，生姜佐熟附以散饮③。

（八二）吴茱萸汤诀

吴茱萸汤参枣姜，少阴吐利烦躁殃。

厥阴头痛胃寒呕，手足厥冷总当尝。

吴萸一升订一两，人参三两订六钱，生姜一两订五钱，大枣十二枚。

订水三碗，煎至碗半，分服日三剂。

论曰：少阴病，吐利，手足逆冷，烦躁欲死者，吴茱萸汤主之。

论曰：食谷欲呕，属阳明也，吴茱萸汤主之。得汤反剧者，属上焦也。

论曰：干呕，吐涎沫，头痛者，吴茱萸汤主之。

（八三）四逆散

四逆散甘柴芍枳，敛阴泄热少阴厥。

厥有阴阳须辨明，厥由热传④必是热。

柴胡、炙草、枳实炙、芍药。

上四味，各十分，捣筛，白饮和，服方寸匕，日三服。

---

① 熟：底本、四美堂版遗漏，据五云楼版补入。

② 以：底本、四美堂版遗漏，据五云楼版补入。

③ 饮：底本、四美堂版遗漏，据五云楼版补入。

④ 热传：底本字迹模糊不清，根据五云楼版、四美堂版订正。

加减法：咳者，加干姜、五味子各五分，并主下利；悸者，加桂五分；小便不利者，加茯苓五分；腹中痛者，加附子一枚泡令折；泄利下重者，先以水五升，煮薤白三升，煮取三升，去渣，以散三方寸匕，内汤中，煮取一升半，分温再服。

论曰：少阴病，四逆，其人或咳，或悸，或小便不利，或腹中痛，或泄利下重者，四逆散主之。

（八四）黄连阿胶汤诀

黄连阿胶芩鸡芍，少阴得之二三日。

心中烦兮不得卧，润燥滋阴此方得。

黄连四两，黄芩二两，芍药二两，鸡子黄二枚，阿胶三两。

上五味，以水六升，先煮三物，取二升，去渣，内阿胶烊[①]尽，小冷，内鸡子黄，搅令相得，温服七合，日三服。

论曰：少阴病，得之二三日以上，心中烦，不得卧，黄连阿胶汤主之。

（八五）猪肤汤诀

少阴热病猪肤汤，铅粉五合蜜一升。

咽痛腹满并心烦，肾阴火动此方精。

猪肤一斤，即猪之革外皮肤也，其体轻[②]而味咸者。

上一味，以水一斗，煮取五升，去渣，加白蜜一升，白粉[③]五合，熬香，和令相得，温分六服。

---

① 烊：底本原为"洋"，疑讹，根据文意订正为"烊"。

② 轻：底本原为"经"，疑讹，根据文意订正为"轻"。

③ 白粉：即白米粉。

论曰：少阴病，下利，咽痛，胸满，心烦，猪肤汤主之。

（八六～八七）甘草汤诀、甘桔汤诀

甘草甘桔分二方，少阴咽痛可相当。

先用甘草后甘桔，无非火降喉安康。

甘草二两。

上一味，用水三升，煮取一升半，去渣，温服七合，日二服。

桔梗一两，甘草二两。

上二味，以水三升，煮取一升，去渣，温服五合。

论曰：少阴病，二三日，咽痛者，可与甘草汤；不差，与桔梗汤。

（八八）半夏散及汤诀

半夏散草用桂枝，咽中尽痛此方施。

夹火夹风夹痰者，少阴之外也难医。

半夏洗、桂枝、炙草各等分。

上三味，各别捣，筛已，合治之，白饮和服方寸匕，日三服。若不能散服者，以水一升，煎七沸，内散两方寸匕，更煮三沸，下火，令小冷，少少咽之。半夏有毒，似不当散服。

论曰：少阴病，咽中痛，半夏散及汤主之。

（八九）苦酒汤诀

苦酒半夏内鸡子，咽中生疮不语言。

半夏去痰鸡子用，苦酒敛其火上炎。

半夏十四枚，如枣核大，鸡子一枚，去黄取白，内半夏与苦酒于壳中，合满，将鸡子壳置环刀中，安火，令沸，少少含咽，不差，更作三服。

论曰：少阴病，咽中伤，生疮，不能语言，声不出者，苦酒汤主之。

（九十）桃花汤诀

桃花赤石糯干姜，腹痛下利便脓①血。

少阴周身四肢热，热结膀胱便红决。

赤石脂一斤，一半全用，一半筛用，干姜一两，糯米一升。

上三味，以水七升，煮米令热，去滓，温服七合，内赤石脂末方寸匕，日三服，愈，余勿服。

论曰：少阴病，二三日至四五日，腹痛，小便不利，下利不止，便血脓者，桃花汤主之。

论曰：少阴病，下利便脓血者，桃花汤主之。

论曰：少阴病，八九日，一身手足尽热者，以热在膀胱，必便血也。

按：少阴病，难得者身热，今一身手足热，是邪还于表，热蓄于膀胱，故下脓血也。仲景虽未预方，亦宜桃花汤主之，或白头翁。且要看先下利，后便脓血，则宜桃花汤。若初利，即见脓血，是热盛，则当白头翁或黄连阿胶为合也。猪肤汤亦可。

（九一）乌梅丸诀

乌梅参归连柏细，苦酒附子椒姜桂。

---

① 脓：底本原为"浓"，根据文意订正为"脓"。

厥阴得食呕而烦，温脏安蛔虫厥剂。

寒热杂合厥阴多，蛔厥下利即此例。

乌梅三百枚订五枚，细辛六两订二钱，干姜十两订一两，黄连十六两或一两或五钱，当归四两订一两，附子六两订三钱，桂枝六两订一两，蜀椒四两，出汗，订五钱，人参六两订二两，黄柏六两订一两。

上十味，异捣筛，合治之。以苦酒渍乌梅一宿，去核，蒸之五升米下，饭熟捣成泥，和药①令相得，内臼中，与蜜杵二千下，如梧桐子大，先食、饮服十丸，日三服。稍加至二十丸，禁生冷、滑物等。上订定分两，改作汤，用水三碗，煮至碗半，分两服。

论曰：伤寒脉微而厥凡厥阴病皆有此，至七八日，肤冷凡厥阴亦如此，其人躁，无暂时安者，此为脏厥②，非蛔厥辨系脏厥非蛔厥。蛔厥者，其人当吐蛔，今③病者静，而复时烦者，此④为脏寒辨系蛔厥非脏寒。蛔上入其膈，故烦，须臾复止，得食而呕，又烦者，蛔闻食臭出⑤，其人当自吐蛔。蛔厥者，乌梅丸主之，又主久利。

按：乌梅丸方，寒热夹杂之药，为治厥阴中寒热夹杂之病，但偏于热者，则可减少热药，偏于寒者，可减少寒药，此方治蛔第一方也，久利之病亦妙。

---

① 药：底本原为"酒"，于文意不符，根据《伤寒论》条文订正为"药"。

② 脏厥：底本原为"脏寒"，于文意不符，根据《伤寒论》原文订正为"脏厥"。

③ 今：底本原为"令"，疑讹，根据《伤寒论》原文订正为"今"。

④ 此：底本原为"非"，与文意不符，根据《伤寒论》原文订正为"此"。

⑤ 蛔闻食臭出：底本原为"蛔闻食自出"，根据《伤寒论》订正。

（九二～九三）当归四逆汤诀、当归四逆加吴萸生姜汤诀

当归四逆细归通，加入桂枝治厥功。

再加吴萸生姜入，内有久寒更可宗。

当归三两订六钱，桂枝、芍药、细辛、通草、炙草二两订一两，大枣二十五枚订八枚。

上七味，以水八升，煮取三升，去滓，服一升，日三服，订一服。即将前方内另加吴萸半斤、生姜三两，上九味，以水六升，清酒六升和，煮取五升，去渣，温服，分作五服。一方水、酒各四升。

论曰：手足厥寒，脉细欲绝者，当归四逆汤主之。若其人内有久寒，宜当归四逆加吴萸生姜汤。

（九四）白头翁汤诀

白头翁汤连柏秦，下利饮水此方珍。

热痢下重均用此，不虑血脓数十行。

白头翁三两订六钱，黄连三两订五钱，黄柏三两订五钱，秦皮三两订六钱。

上四味，以水七升，煮取三升，温服一升。订用二碗，煎八分，温服。

论曰：下利欲饮水者，以有热故也，此方主之。热痢下重者，亦此方主之。

（九五～九六）葛根汤诀、葛根加半夏汤诀

葛根汤内桂枝汤，加入葛根及麻黄。

太明合病下利治，不利但呕加夏方。

葛根又治刚痉症，阳明经症也相当。

葛根四两，麻黄三两，去节①，桂枝二两，芍药二两，炙草二两，大枣十二枚，生姜二两。

上七味㕮咀，以水一斗，先煮麻黄、葛根，减二升，去沫，内诸药，煮取三升，温服一升。覆取微汗，不须饮粥，余依桂枝法。

论曰：太阳与阳明合病者，必自下利，葛根汤主之，太阳与阳明合病，不下利，但呕者，葛根加半夏汤主之。

论曰：太阳病，项背强几几，无汗恶风者，葛根汤主之。

（九七～九八）黄芩汤诀、黄芩加半夏生姜汤诀

黄芩汤用芍甘枣，太少合病下利保。

再加半夏与生姜，下利之外又兼呕。

黄芩三两订五钱，炙草三两订三钱，芍药二两订四钱，大枣十二枚订四枚。

上四味，以水一斗，煮取三升，去渣，服一升，日三服，日二，夜一，订作一服之数。于黄芩汤内，加半夏半斤，生姜三两，余依黄芩汤。

论曰：太阳与少阳合病，自下利者，与黄芩汤。若呕者，加半夏、生姜。

按：加半夏、生姜，取其降气行痰，和解之法也。

---

① 去节：底本原为"去麻"，与文意不符，据《伤寒论》订正为"去节"。

（九九）枳实栀豉汤诀

枳实栀豉治劳复，若然宿食加大黄。

或汗或下二方选，瘥后复热小柴当。

枳实三枚，炙，栀子十四枚，豆豉一升，绵裹，订二合。

上三味，以清浆水七升，空煮取四升，内枳实、栀子，煮取二升，下豆豉，更煮五六沸，去渣，温服，取微汗。

论曰①：大病瘥后②，劳复者，枳实栀子豉汤主之。若有宿在者加大黄如博棋子大五六枚。

（一百）牡蛎泽泻散诀

牡蛎泽泻花粉漆，商陆海藻苦葶苈。

大病瘥复何用此，从腰以下水气迫。

牡蛎熬、花粉、泽泻、蜀漆、商陆、海藻、葶苈苦的，熬，各等分。

上七味，异捣，下筛，为散，更入臼中治之，白饮和，服方寸匕，日三服，小便利，止后服。

论曰：大病瘥后，从腰以下有水气者，牡蛎泽泻散主之。

（一零一）理中丸诀

大病瘥后理中丸，喜唾不了胸中寒。

术参炙草培中气，寒唾涎沫赖③姜干。

---

① 论曰：底本、四美堂版均缺漏，据五云楼版补入。

② 后：底本、四美堂版均缺漏，据五云楼版补入。

③ 赖：此处底本字迹不清，据五云楼版订正为"赖"。

白术、人参、炙草、干姜。

上四味，等分为丸，此方分两，以载太阴方内。

论曰：大病瘥后，喜唾，久不了了，胸上有寒，当以丸药温之，宜理中丸。

（一零二）竹叶石膏汤诀

竹叶石膏汤人参，草夏麦冬粳米侵。

虚羸少气逆欲吐，暑烦热渴脉虚寻。

竹叶二把订四两，石膏一斤订八两，半夏洗，半升订一杯，人参二两订一两五钱，炙草二两订一两，粳米半升订一杯，麦冬一升，去心，订三两。

上七味，以水一斗，煮取六升，去渣，内粳米，煮米熟，汤成去米，温服一升，日三服，订用水八碗，煮取六碗，去渣，煮米熟，成三碗，分三次，一日服。

论曰：伤寒解后，虚羸少气，气逆欲呕，竹叶石膏汤主之。

（一零三）烧裈散诀

烧裈①散烧裈裤布，瘥后易病男女同。

身重少气少腹急，或引阴挛热冲胸。

头重眼花膝胫急，裈裆烧灰当药供。

男女裤裆近隐处取烧作灰。

上一味，水服方寸匕，日三服。小便即利，阴头微肿，此为愈矣，妇人取男子裈烧灰服。

---

① 页眉批注：裈，音昆，与"裩"同，裹衣也。底本字迹模糊，据五云楼版补。

论曰：伤寒，阴阳易之为病，其人身体重，少气，少腹里急，或引阴中拘挛，热上冲胸，头重，眼花，膝胫拘急者，烧裈散主之。

此症四日难治，又单方，用干姜四两为末，每用五钱，白滚水调服，盖衣出汗，立愈。

按：此症似属肝肾，如烧裈散不验，仍当补血滋阴为主。又方蓝一把，雄鼠屎二十一粒，水煎服，取汗。

（一零四～一零五）阳旦汤①诀、阴旦汤②诀

阳旦桂枝汤加芩，阴旦桂枝加干姜。

一治夹热一夹寒，寒用阴兮热用阳。

即桂枝汤加黄芩，分两随宜；即桂枝汤加干姜，分两随宜。

阳旦治症：此方论内，未议其症，凡中风夹热者，或温暑症，汗出、发热、恶寒者，或产后中风夹热者皆宜，《金匮》载产后门。

阴旦治症：此方论内，未载方证，因见《金鉴》，列于阳旦汤方后，予故编入，然思此方，可补太阳经证，凡夹寒者宜之，譬如漏汗症，桂枝加附子汤，设稍轻者，即用此方。吾谓此二方，可继桂枝之不及者，吾凡治外感有汗之症多用之。

---

① 阳旦汤：非《伤寒论》方，出自《金匮要略》产后门，从《外台秘要》补入，主治产后体虚外感。

② 阴旦汤：非《伤寒论》方，出自《备急千金要方》，主治伤寒肢节疼痛，内寒外热，虚烦。

（一零六～一零七）甘草干姜汤诀、芍药甘草汤诀

甘草干姜治误治，用治厥逆夜半温。

芍药甘草治拘急，初因亡阳用此伸。

甘草炙，四两，干姜炮，二两。

上二味，以水三升，煮取一升五合，去渣，分温再服。

芍药四两，炙草四两。

上二味，以水三升，煮取一升五合，去渣，分温再服。

论曰：症象阳旦，误以桂枝汤，加附子掺其间，以致增剧，厥逆，咽中干，烦躁，谵语烦乱，饮甘草干姜汤。夜半阳气还，两足当温，胫尚微拘急，重与芍药汤，尔乃胫伸。

按：此甘草干姜汤是治亡阳手足厥冷者，芍药甘草汤是治误治胫足拘急，欲和阴气者。

（一零八）麻黄升麻汤诀

麻黄升麻治坏证，葳蕤苓术草天冬。

归芍知芩膏姜桂，大下沉迟下部空。

咽喉不利吐脓血，泄利不止医无功。

麻黄二两半去节，升麻一两一分，当归一两一分，知母十八铢，黄芩十八铢，葳蕤十八铢，石膏六铢，绵裹，白术六铢，干姜六铢，芍药六铢，天冬六铢，去心，桂枝六铢，茯苓六铢，炙草六铢。

上十四味，以水一斗，先煮麻黄一二沸，去上沫，内诸药，煮取三升，去渣，分温三服，相去如炊三升米顷，令尽，汗出愈。

按：计其方，共得六两余药，何须用水一斗，一不合也；麻黄、当归、升麻三味，着四两，此外十一味，共得二两余，

重轻过当，二不合也；石膏、桂枝皆君药矣，仅用六铢，何所取义？三不合也。吾疑此方分两诀系传错者，此方未必有人用过者，但取其义以为法可也。

论曰：伤寒六七日，大下后，寸脉沉而迟，手足厥逆，下部脉不至，咽喉不利，唾脓血，泄利不止者，为难治，麻黄升麻汤主之。

此症仍有身热也，故仲景用麻黄、桂枝发汗，是治外热，白虎治内热者。上则有咽喉不利，唾脓血之阳邪，下则有泄利不止，下部无脉之阴邪，外则有发厥脉迟，内则脓血泄利，此乃上、下、内、外寒热错杂之证，故此方有发表，有清火，有治寒，有治热，亦内外夹杂之方，真足以开后学治坏证之大法门者。

（一零九）柴胡加龙骨牡蛎汤诀

柴胡加龙牡蛎汤，小柴去芩加大黄。

铅桂合为十一味，下后胸满又惊烦。

小便不利又谵语，身重沉沉转侧难。

柴胡四两，大枣二枚，半夏二合，人参两半，生姜一两，茯苓两半，牡蛎两半，大黄二两，龙骨二两，桂枝两半，铅丹①两半。

上十一味，以水八升，煮取四升，内大黄，切如棋子，更煮二沸，温服一升。

论曰：伤寒八九日，下之，胸满烦惊，小便不利，谵语，一身尽重，不可转侧者，柴胡加龙骨牡蛎汤主之。

---

① 铅丹：底本缺剂量，据《伤寒论》补入。

（一一零）桂枝加桂汤诀

桂枝加桂误用针，针处起核起赤痕。

奔豚少腹气冲心，炙核各一将汤斟。

将桂枝汤加桂二两，成五两，余依桂枝汤法。

论曰：太阳伤寒者，加温针，必惊也。烧针令其汗，针处被寒，核起而赤者，必发奔豚，气从少腹上冲心者，先炙核上各一壮，与桂枝加桂汤更加桂。

（一一一）桂枝汤芍加蜀漆龙骨牡蛎救逆汤[①]诀

桂枝去芍加蜀漆，龙骨牡蛎救逆汤。

脉浮火逼劫阳亡，惊狂起卧不安康。

桂枝三两，炙草二两，生姜三两，牡蛎五两，熬，龙骨四两，大枣十二枚，蜀漆三两，洗去脚。

上七味，以水一斗二升，先煮蜀漆，减二升，内诸药，煮取三升，去渣，温服一升，日三服。

论曰：伤寒脉浮，医以火逼劫之，亡阳，惊狂，卧不安者，此方主之。

（一一二）桂枝甘草龙蛎汤诀

桂枝甘草龙蛎汤，烧针之后躁烦当。

此治因针之坏证，于今少用姑存方。

桂枝一两，炙草二两，龙骨二两，牡蛎二两，熬。

---

① 《伤寒论》原文名为"桂枝去芍药加蜀漆牡蛎龙骨救逆汤"。

上四味为末，以水五升，煮取二升半，去渣，温服八合，日三服。

论曰：火逆用火针发汗致逆也，下之，因烧针烦躁者，桂枝甘草龙骨牡蛎汤主之。

（一一三）桂枝加葛根汤

桂枝汤加葛根汤，用治痉病热恶寒。

颈项强急时头热，头摇口噤皆反张。

目赤脉赤头面热，有汗为柔无汗刚。

有汗桂枝加葛治，无汗刚痉葛根汤。

于桂枝汤内加葛根三两，余依桂枝汤法。

论曰：病身热足寒，颈项强急，恶寒，时头热面赤，目脉赤，独头面摇，卒口噤，背反张者，痉病也。

论曰：太阳病，发热，脉沉而细者，名曰痉。

论曰：太阳病，发热无汗，反恶寒者，名曰刚痉。太阳病，发热汗出，而不恶寒者，名曰柔痉。

论曰：太阳病，项背强几几，无汗恶风，葛根汤主之。

论曰：太阳病，项背强几几，反汗出恶风者，桂枝加葛根汤主之。

（一一四～一一五）桂枝附子汤诀、桂枝附子去桂枝加白术汤诀

桂枝附子风湿疾，草枣生姜为准则。

不呕不渴脉虚浮，疼痛难侧八九日。

便硬兼之小便利，去却桂枝加白术。

桂枝四两，附子三枚，炙草二两，生姜三两，大枣十二枚。

上五味，以水六升，煮二升，分三服。

附子三枚，炮，白术四两，生姜三两，大枣十二枚，炙草二两。

上五味，以水六升，煮取二升，去渣，分温三服。初一服，其人身如痹，半日许复服之，三服都尽，其人如冒状，勿怪，此以附、术并走皮内，逐水气未得除，故使之耳，法当附四两，此本一方二法，以大便硬，小便自利，去桂也；以大便不硬，小便不利，当加桂；附子三枚恐多也，虚弱家及产妇宜减之原文。

论曰：伤寒八九日，风湿相搏，身体疼痛，不能自转侧，不呕，不渴，脉浮虚而涩者，桂枝附子汤主之；若其人大便硬，小便小①利者，去桂枝加白术汤主之。

（一一六）甘草附子汤诀

甘草附子汤桂术，风湿掣痛难伸屈。

汗出短气便不利，恶风时或微肿出。

炙草二两，附子二枚，泡，桂枝四两，白术二两。

上四味，以水六升，煮取三升，去渣，温服一升，日三服。初服得微汗，则解，能食，汗止复烦者，服五合，恐一升多者，宜服六合为妙。

论曰：风湿相搏，骨节疼烦，掣痛，不得屈伸，近之则痛剧，汗出，短气，小便不利，恶风不欲去衣，或身微肿者，甘草附子汤主之。

---

① 小：《伤寒论》原文第175条作"自"。

第二部分

《仲景归真》研究

一、陈焕堂生平

陈焕堂氏，《东莞县志·艺文志》载有其书《仲景归真》，但对书作者未见记录，今据《仲景归真》一书出现的信息完善其生平信息。

（一）陈焕堂的籍贯

陈焕堂，据以下四点推断其籍贯当为东莞。①《仲景归真》一书的扉页上录有"粤东莞邑南溪"；②同邑蒋慎存氏撰写刊刻序言中称其为"吾莞名医"；③陈焕堂写的自序后自署名为"东莞陈焕堂"；④在书籍中出现陈焕堂的行医经历上的地名有"莞城"，与东莞莞城相合。

（二）陈焕堂的生平年限

对于陈焕堂的生平年限，尚无直接资料参考，但在蒋慎存书首所写的刊刻序言中提到陈焕堂"著《伤寒论归真》一书以问世，未付梓而殁"，可知"道光二十九年"（《仲景归真》刊行时间）时陈氏已殁，故其生平下限当不晚于此，即公元1849年。

陈焕堂的生平上限，我们从《仲景归真》一书写作过程中引述的其他书籍情况可推断一二。如书中多次提及《医宗金鉴》，而《医宗金鉴》最早刊行于1742年，故陈焕堂当生活于1742年前后，1742年至1849年，相去百年，仍难具体推断出陈焕堂的具体生活年限，但大致可以掌握其为清乾隆、嘉庆、道光三朝间人。（参考《岭南中医药文库典籍系列仲景归真》"影印说明"。）

（三）陈焕堂的学医经历

陈焕堂酷好仲景之学，其在自序中提到对仲景学术的理解："张公创著《伤寒》《金匮》等书，详列证候，方法并传，为世大用，诚医门之圣书也"，且"学者不读仲景，则不可以称医"，故他本人"生平笃信仲景之书，熟读精思，而有得心应手之处"，可见陈焕堂是仲景学术的忠实拥护者，对《伤寒论》之学也很有心得。实际上在书中，陈氏详细描述过自己的学医过程。

另书中记载其曾从学于莞城名医蔡庆初，见其用苦寒之药，重剂治疗痘证，效果明显，两年之内，见其老师治愈者有五十余人，感慨对于热毒之痘，非苦寒重药，不能取效，非景岳之清凉所能胜任。蔡庆初使用药物药量为"大黄、川连各十两，另大寒之药百余两，作三十余剂，此治一人之症者"，此用药理念奠定了陈焕堂用方大剂的主张。

（四）陈焕堂的医学实践

在《仲景归真》一书中陈焕堂列举了自己的医案数则，从医案的症状及用方情况，更加证明陈焕堂是一位仲景学术的践行者，其使用吴茱萸汤化裁治疗阴寒证、用承气汤化裁治疗阳明燥结证，而又受蔡庆初影响，擅治疗疮肿毒，用药剂量较大。在"用药大剂事述"一文中，陈焕堂曾记载其诊治的相关医案6例："我曾治一阴寒之证，用干姜一二两、吴萸二两、附子三钱、白术二两，一日一夜，服二三剂。可见仲景四逆附子之分两，亦合用也。又治一阳明燥结之证，初服大黄五钱不下，又服一两亦不下，次日再以一两始下，可见仲景之承气不为多矣。又予曾治杨梅疮方，用土茯一斤、羊屎十两，另外苦寒之物，凑成四斤，共作一剂，分三次服，此方重于仲景之方多矣。又治一妇人心痛，每发必须吴萸七八两、生姜三二斤、苏合丸十余个，作一日服。又治脚痛症，每日用茅根十斤，煎汤二碗服，服则痛减，竟至一千余斤始愈。又治一人脚痛，用过生地八十斤。一疗疮症，用过土茯二百余斤。"

对于药物的使用，陈氏也有其独到的看法，如半夏，"凡用半夏宜打扁，不宜切片，因见近时所用半夏，皆系姜水浸煮过，既已去其燥烈之性，则去痰、去水之力慢矣，况切薄片，似鱼鳞，一经水滚，已经溶化成浆，甚难服食，且妨动呕，不可不察"。

二、陈焕堂伤寒学术思想研究

陈焕堂是伤寒学派医家，其学术思想集中反映在《仲景归真》中。清代岭南研治《伤寒论》，并有相关著作传世者有四位医家，陈焕堂为其一，相较于其他三位医家，他更是一位践行仲景之术，诚心布行仲景之道，同时身兼破除流弊，纠正他眼中错误学风的医家。有学者认为他是明清伤寒三派中的"错简重订派"，实则不然，陈焕堂纠正的是学风，而真正"错简重订"是深入伤寒学术内部学科问题的探讨，两者有角度的区别。

在《仲景归真》中，陈氏写有自序一则，提到对仲景学术的理解。然而当时的学术风气是"及见论治伤寒，制方用药，似乎人人皆忘却仲景，而又背叛仲景"，陈氏推断是由于"初必承讹袭谬，以为仲景麻、桂等方可以误人，虽粗读仲景之书，粗识伤寒方证治法，而无此胆量，无此识力，遂不敢全用仲景方子，其背而去之固宜"。

因此陈焕堂写书的目的是"惩世之讹谬"，"故取仲景之法荟萃成书，逐层鞭辟，逐款指陈，点醒迷津，引归正道。书分七卷，而统名之曰《仲景归真》。是皆从先师之真法、真方而来，不敢自作聪明，妄加异议，所以为真也，所以为归真也"。他希望读者读《仲景归真》后，"能得仲景之真诠"。

陈焕堂认为"伤寒一科，原非易学可知也"，然而"自宋之世，始创注解，继之注者，百有余家。无非断章释句为义，可使专功之人明，而不能使欲速之人用。即如《外台方议》《伤寒百问》不过释疑问难为题，止可对近道者言，而不能向初学者说"。即如陈氏相对欣赏的《伤寒大白》一书，他虽评价其为"善本"，但也指出其"治法、治方亦不能出节庵之陋习"。因此，他感叹道："从不见有议论六经证候透彻，阴阳表里详明，可使学者易于入门之书。是以世人少攻仲景伤寒一道，实无正师，无怪世医。凡治伤寒不能划一，各逞各巧，各称各是。反以病者为试药之区，如有一症，虽聚十医，亦不能有同指病名，同用某方者矣。予故谓近来伤寒外感，多非正治，亦因少习正书之过也。"直至《医宗金鉴》颁发，陈氏评价，其"《伤寒》一书，注解议论，高出千古"，然而此等好书，亦非"人人专习之可"，因"因卷页繁多，欲速之辈仍难习用"。

有感于此，陈氏意欲编撰体现仲景"正经正法，且可为初学者用"之书。全书分为7卷，其中第1～3卷为"醒俗""辨误"部分，即点醒世人对于仲景学术的误解，重点批驳陶节庵、张景岳两位医家的伤寒见解。第4～7卷为"引正"部分，分理论观点、六经症诀、问症知方、全方歌诀，为全书的重点，也是承载陈氏伤寒学术观点的核心所在。

在写作体例上，重点内容仿《医宗金鉴》写法，使用歌诀形式，便于记诵，辅以按语，加深理解。陈氏对于此书的用心，类似于现今之《伤寒论》教材或讲义，既承载医家学术观点，又欲学者明了易学。

纵观《仲景归真》全书及陈氏的写作目的，可以看到有明显四条主线贯穿于书中：①《伤寒论》的学术沿革。陈氏认为《伤寒论》理论来源于《黄帝内经》，并在《黄帝内经》基础上发展丰富。②解构《伤寒论》知识体系。陈氏写作的目的是示人《伤寒论》的正则正法，因此着力于结构《伤寒论》的知识体系，参考并仿照《医宗金鉴》的方法，采用歌诀体的方式编撰"伤寒入门歌诀""伤寒问症知方歌诀""伤寒问方知证歌诀"三大内容，目的是方便读者及后学者理解并能记忆。此部分是全书的重点。③对部分伤寒学者的学术观点进行评价。此部分陈氏根据自身的理解，对相关医家的观点持辩驳和传扬两种截然不同的观点。如对陶节庵、张景岳的驳斥，对王肯堂、吴谦、吴绶等的肯定。④解答仲景理论处理岭南问题的合理性。在当时多数人的认识里，伤寒方偏于温燥，不适合岭南温热气候，因此认为岭南无伤寒，夏月无伤寒，陈氏肯定地回答了岭南有伤寒，夏月有伤寒，且不懂伤寒不能精治外感。下面从这四大部分展开，阐述陈氏的学术观点。

（一）《伤寒论》的学术沿革

《黄帝内经》理论为《伤寒论》六经辨证奠定基础，尤其是《素问·热论》提出的六经受病模式及根据"未入腑""已入腑"区分汗法和下法，更是直接启发了张仲景的伤寒病六经次第传变模式，以及在表、在里的治疗方法，这是现今学界学者所公认的。显然，从《仲景归真》卷四引正论中的《论腑字》《论仲景之伤寒补〈内经〉之未逮》两篇中可见到陈焕堂也是持《伤寒论》既植根于《黄帝内经》亦发展了《黄帝内经》的观点。尤其在《论仲景之伤寒补〈内经〉之未逮》一篇中，陈氏更是对《黄帝内经》《伤寒论》理论相互穿插，形成洋洋大论，《仲景归真》点评者王少渔评价此篇"先将仲景伤寒融成一篇，随后逐节排开，随手可指，了无剩义，皆从仲景心意中表白出来，熟读此篇，胜读仲景原文。千百年来，论仲景、注仲景，何曾有从仲景未落笔时之心意，描写出来如此之详明者"。为让读者明了陈焕堂思想层次，分以下4个方面整理其观点。

1. 《伤寒论》对《黄帝内经》的继承

陈焕堂在《论仲景之伤寒补〈内经〉之未逮》中用一段文字概括出《伤寒论》对《黄帝内经》的继承："仲景止以《内经》二节七十四字，而能详出伤寒三百九十余证乎。如《经》曰人之伤于寒而为热病也，即此十字，仲景采之以作伤寒之总纲者也。《经》曰未满三日，不入于腑者，可汗而已；既满三日，已入于腑者，可下而已。这二十六字，仲景采之以作伤寒之总治也。如正治、误治，皆由此而来矣。《经》曰伤寒一日，太阳受之；二日阳明受之；三日少阳受之；四日太阴受之；五日少阴受之；六日厥阴受之。这三十八字，仲景采之以作伤寒之总症者。如正病、合病、坏病、杂病，阴阳表里，浅深顺逆之病。莫不由此而来者，即此共七十四字，而成伤寒全套工夫。"可见陈氏认为《伤寒论》之总纲、总治、总症均从《黄帝内经》理论而来。

2. 《伤寒论》对外感热病总纲的发挥

《素问·热论》提出的"人之伤于寒也，则为病热"，学术界对此的理解是其意指感受外邪则发热。此处的"寒"指代邪气，泛指中风、伤寒、湿温、热病、温病（《难经·五十八难》），"热"指发热，是广义"伤寒"的概念。显然陈氏没有从广义伤寒的角度理解，他认为此句是仲景发挥《伤寒论》的总纲，但纵观《伤寒论》条文，并非所患者均是风寒之邪，所病者性质均为热性，故他从传经热邪的角度认识这个问题："吾想仲景意，谓伤寒者，初因人为风寒所伤之病耳。《经》言人之伤于寒而为热，倘人之伤于风，更可以为热也。如人之伤于寒而为热，宁无伤于寒而不为热者乎？夫伤于寒而为热，是指传经之伤寒，乃热证者也。伤于寒而不为热，乃不传经之伤寒寒证者也。故仲景又将风、寒、热三者，预为伤寒之总因。"

后他又从表里阴阳的角度演绎了仲景对《黄帝内经》的发挥："如伤寒、如中风、如风温、如中热，急温、急下等类，三百九十余证，莫不因此三者而成也。仲景又立表、里、阴、阳四者，为伤寒之辨证。凡有诸证，皆可即曰表、曰里、曰阴、曰阳，此四者而分也。凡立麻黄汤诸条以治伤寒；立桂枝汤诸条以治中风；至于表寒而传经者，立麻黄汤、葛根汤等条以散之；里寒而不传经者，有四逆汤、白通汤、附子汤等条以温之；又表热宜发表，则有麻黄、桂、柴、葛；里热宜清里，则有白虎、承气。如此等症、等方计有数十条。是从《经》曰人之伤于寒而为热病也，这十个字之中，而横推直想得来也。"

3. 探讨《伤寒论》以"腑"为界的治法

陈氏认为《黄帝内经》"未满三日，不入于腑者，可汗而已；既满三日，已入于腑者，可下而已"，此二十六字仲景采之以作伤寒之总治法。此处《黄帝内经》的"腑"陈氏解释为阳明胃腑，理由是伤寒条文中，凡可下之诸条，均出现阳明腑证模样，且三阴可下之证，皆用大承气汤。并以阳明胃腑为中心，区分邪气的部位，结合《黄帝内经》中所示的时间的长短，确定汗、下方法的选择，建立起一个独特的遣方用药体系。具体内容见表1。

表1 以"腑"为中心的用药模式

病型	治法	病性	部位	症状	用方
未满三日，未入腑	汗		在表		麻黄汤、桂枝汤、葛根汤
	不可下，不可汗		在上		瓜蒂散、栀子豉汤
			在下		五苓散、十枣汤、抵当汤
			在中		小陷胸汤、诸条泻心汤
			半表半里		小柴胡汤、黄连汤
满三日，未入腑	大汗				麻黄汤
	小汗				桂枝二麻黄一汤
	微汗				桂枝汤、麻桂各半汤
	汗			挟热	麻黄加石膏汤、麻杏石甘汤、大青龙汤、阳旦汤、越婢汤、桂枝加葛根汤、葛根汤
				挟寒	麻黄附子细辛汤、小青龙汤、麻黄加附子汤、桂枝加干姜汤

（续上表）

病型	治法	病性	部位	症状	用方
满三日，未入腑	不可下，不可汗		在上	咽痛	桔梗汤、甘桔汤、半夏汤、苦酒汤
			在中	痞硬	大小陷胸汤、诸条泻心汤
				虚烦	黄连阿胶汤、栀子豉汤
			在腹	疼痛	理中汤、四逆汤、小建中汤
			在下	蓄血	桃花汤、桃仁承气汤、抵当汤
				热痢	葛根芩连汤、桂枝人参汤、白头翁汤、猪肤汤、桃花汤
			在外	黄疸	麻黄连翘赤小豆汤、栀子柏皮汤
			在内	湿热	茵陈五苓散、茵陈汤
满三日，已入腑	大下				大承气汤
	小下				小承气汤
	微下				调胃承气汤
	导下				蜜煎导、猪胆汁导、土瓜根导
	润下				脾约丸、麻仁丸
	下	蓄血			桃仁承气、抵当汤
		停饮			十枣汤
		实热			大陷胸汤、大陷胸丸
		实寒			三物白散
		溺涩			五苓散

4. 《伤寒论》对六经受病模式的发挥

六经受病模式是陈氏将《黄帝内经》六经分六日依次受病的论点，结合六足经的循行路线和所受的邪气，为仲景六经证候生成做解释，同时将仲景治法用方做归类的一种阐释方法，书中提到"《经》曰：伤寒一日，太阳受之，二日阳明受之，三日少阳受之，四日太阴受之，五日少阴受之，六日厥阴受之。这三十八字，仲景采之以作伤寒之总证者"。举太阳为例："《经》曰伤寒一日，太阳受之，仲景于太阳二字，言出太阳一经之步位，自头至足，倘受风寒所伤，故见其应有之症；再将受之二字，详论出受之之形，或受寒，或受风，或受热，或受之在表，受之在里，受之在上，受之在下，受之轻，受之重，于是立证立方以治之。"按陈氏书中举例，将六经受病及用药情况归纳如表2。

表2　六经受病遣方用药表

六经病	病性	部位	症状	治法	用方
太阳病	受寒				麻黄汤
	受风				桂枝汤
	受热				阳旦汤、麻杏石甘汤
		在表			麻黄汤、桂枝汤
		在里			膀胱前用：五苓散
					膀胱后用：抵当汤
		在上			瓜蒂散、栀子豉汤（吐之）
		在下			五苓散、十枣汤、抵当汤、桃仁承气汤（利之）
		在中			泻心汤（解之）
阳明病		在经			白虎汤

（续上表）

六经病	病性	部位	症状	治法	用方
阳明病		在腑			诸承气汤
	兼太阳				葛根汤
		在外	黄疸		麻黄连翘赤小豆汤、栀子柏皮汤
		在内	干枯		人参白虎汤、麻仁丸
			痞满燥实		大承气汤
			潮热谵语闭结		小承气汤、调胃承气汤
			大渴消水		猪苓汤
少阳病	少阳正病			和解	小柴胡汤
	少阳兼表			兼汗法	桂枝柴胡干姜汤、柴胡桂枝汤
	少阳兼里			兼下法	大柴胡汤、柴胡加芒硝汤
太阴病	太阴正病				理中汤
	阳邪内传				桂枝加芍药汤、桂枝加大黄汤
	阴邪内传				理中丸、四逆汤
少阴病	阳证		咽喉肿痛		甘桔汤
	寒证		咽喉肿痛		半夏汤、苦酒汤
	寒证		完谷不化		四逆汤、附子汤
	热证				猪肤汤
	寒证		便脓血		桃花汤
	热证		下利清水		承气汤

（续上表）

六经病	病性	部位	症状	治法	用方
少阴病	热证		心烦不眠		黄连阿胶汤
	寒证		发热欲寐		麻黄附子细辛汤
厥阴病	寒热夹杂				乌梅汤
	寒证				吴茱萸汤
	热证				白头翁汤
	厥逆				四逆汤

陈氏遥承如王叔和、成无己、柯韵伯等医家的观点，认为《黄帝内经》的理论启发了《伤寒论》的成书，而《伤寒论》又论广了《黄帝内经》的思想，尤其是《素问·热论》篇，对于《伤寒论》的成书影响更是深远。陈氏的观点理据俱备，实脱胎于前代又高出于前代。

（二）解构《伤寒论》的知识体系

《伤寒论》是汉代张仲景的作品，其书是围绕"伤寒病"展开，以六经辨证为纲领，以方证辨证为条目，综合运用了八纲辨证、脏腑辨证、经络辨证、气血津液辨证及三焦部位辨证等辨证法，首开中医辨证论治法门，为历代医门典范。

陈氏毕生致力于《伤寒论》研究及实践，其对于《伤寒论》初学者提出了二十六个注意事项，编撰为"初学入门二十六诀"：①要明了伤寒"病因"、六经"经络起止"及疾病"传经次第""并病合病"，强调"治病莫计日"；②要抓住"伤寒总脉""伤寒总法""伤寒总方"，从大处把握伤寒诊治；③在具体的六经辨证上，既要厘清"六经经证"，也要把握住其"表里阴阳"，并区分表里阴阳"四证异同"，最后提出"三总病四总方"的论治；④补充提出"验舌法""夹食论""忌参辨""用方须知""各半方证""急下证""夏无伤寒辨"。

1. 伤寒病因及传变

陈氏认为伤寒初起，以风寒为主，然而最后能变化出三百九十八症，因为"寒郁化火"及"体质转归"两大趋势，故而伤寒传变，不可拘泥于计日传经，当灵活对待，这种认识可谓深刻。

1）风寒化热成为传变之因

伤寒初起，"曰外感，总因风寒，由外而来"。而伤寒的变化，因于"伤寒束表，郁而变火"，陈氏说"伤寒者，乃周身经络为寒所伤，拘急痛楚，又郁而为热，内煎筋骨，外蒸皮肉，甚至昏迷，一刻难忍""寒邪属阴，初入之际，必为内间之阳气阻隔，不能擅入，不过寄于肌肉之间。欲入不得，欲出亦不能，势必郁而为热。善治者，乘其初入肌肤之表，猛用发表之剂，一发汗而寒邪尽除，不待其再郁而愈热。设再郁愈热，则必传经"，可见伤寒虽初起为风寒邪气所感，但在表的邪气郁闭腠理，阻遏营卫运行，可郁而化热，邪热向里传变，焦灼津液，内传阳明，因此陈氏也提到："凡阳明一经，所病皆热。外来者是从太阳郁热传入，内生者是由少阴郁热传出。"

2）体质阴阳决定发病特征

陈氏认识到伤寒传变过程中，体质因素是决定传变规律的核心。他从阴阳角度出发，将人的体质分为阳脏、阴脏两大类型，"人之脏气，有素偏于阴，有素偏于阳者"；阳脏、阴脏体质属性有异，"阳脏多热证，阴脏多阴寒"，因此在伤寒传变上趋势不同，"阳脏者患伤寒，则必有传经而无直中。阴脏者患伤寒，则不传经，而有直中之阴证"。具体的传变转归如下："夫阳脏之人，三阳之火固旺，即三阴之火亦炎。风邪来，风属阳，风火相搏，易成传经，不待言矣。虽寒邪来，寒属阴，入其阳经，阳火闭郁，欲进不得，欲出不能，愈郁愈热，势亦必致传经。而入于三阴，而为阳邪之阳症矣。故曰阳脏者患伤寒，则传经而无直中之事矣。"

"夫阴脏者，不独三阴阴寒凛凛，即三阳之火亦常衰微。风邪来，风属阳，与三阳之微火相搏，虽热亦无大热。必不得入于三阴之界，而为传经阳邪，比之星星之火，断不能煎沸滔滔之水也。设寒邪来，寒属阴，入于皮肤，三阳微火不能抗衡，势必献关而任其直入，而必成直中之阴证矣。故曰阴脏者患伤寒，不成传经阳邪，而必成直中者也。"

3）传经次第不可机械对待

伤寒的传变，素有循经传一说，陈焕堂也指出此种传经次第，源于《黄帝内经》六经受病的次序，"至若传经，则自太阳而传阳明，自阳明而传少阳，此传经三阳之次第也。再若传入三阴，则由太阴传少阴，至终于厥阴。此传阴经之次第也"，然而伤寒的传变，并非机械，"《内经》《伤寒》传经次第，自太阳而阳明，至于少阳，以及太阴、少阴、厥阴，此乃轮经之次第者，然亦不足以为定例。如自阳经传来，莫谓必由太阴而至厥阴也，或先传少阴厥阴，亦不可定。然自太阳传来，多传少阴。自阳明传来，多传太阴。少阳传来，多入厥阴。从不见有太阳起，而终厥阴止，全照经内六经次第之数者。或一二日一经，或病一二经而不传；或病阳而不病阴，或竟病阴而不病阳。然从三阳起首，必是从太阳为先，若阴症初病，某经起首，则未有可定。是以从三阳传经而入三阴者，亦未可定其传于某经也"。其次既有从阳传阴，亦有从阴传阳，还有经腑传变，即如"厥阴以少阳为腑，太阴以阳明为腑，少阴以太阳为腑。设使厥阴传阳，必传少阳，太阴必传阳明，少阴必传太阳，此为阴经传阳之定例也"。

故他提出"治病莫计日"，"因人之脏气不同，受病亦异，或浅或深，传与不传，未可定准"。当辨析表里阴阳，"凡三阳之证，不拘日期，首要辨清表里，如在表，是在太阳；如在里，是在阳明也。凡三阴之证，首要辨清阴阳，因三阴之经，仍有阴阳所分故也"，"学者当知伤寒不可计日，见系阳证当分表里，见系阴证当分阴阳，即为精辨伤寒矣"。

2. 六经主证的特点及临床表现

外感之邪，邪传六经，故有六经病形之不同，而六经辨证的核心即是"观其脉证"，因此明了六经主症，对于辨证论治尤为关键，故陈焕堂写有六经经证及在书中多次描述六经病证特点，将此类内容合并以体现陈氏的六经辨证学术思想。

1）注重经络在六经病中的重要性

六经辨证与人体经络在命名上有一致性，而且仲景六经辨证所引申的《素问·热论》中的六经受病模型也侧重于经络，故容易让后世学者误认为六经辨证之六经等同于经络。实际上《伤寒论》六经是脏腑、经络、气血状态所构成的理法方药具备的辨证论治体系，已远非经络所能涵盖，但在具体表现上仍有经络的症状。

陈氏对《伤寒论》解读时相对重视经络，先总论经络的起止，概述三阳的走形是"三阳之经络，俱系从头起，至脚趾而止。所分者，阳明之经，自头角向面而下，行身之前；少阳之经，起于目外眦，绕耳透耳底，落项，行身之侧；太阳之经，起于目之内眦，上额至项，向后落颈，循腰脊，行身之背。所谓三阳俱从头项落身至脚也。至于太阴、少阴、厥阴，谓之三阴。这三阴之经，俱系自脚趾而起，上腹而止。"

随后在每一经具体论述中再细论这一经的具体走向，以太阳经为例。太阳经，"经之脉络，起自两目之内眦，上顶，往后，落颈项，循腰夹脊，手足骨节，盖遍周身"，而太阳经受病，则出现"头颅疼痛，颈项强劲，四肢骨节疼痛"等症状，陈氏解释说"太阳证者，乃太阳一经之脉络，为风寒所伤，则有如是之病证也"，因为"太阳经脉，派于皮肤。风寒一入于皮肤，则太阳之脉，即受伤矣"，因此"风寒伤人，必从太阳一经起首"。陈氏在伤寒的发病中，看到了太阳经在表起防御功能的作用，把太阳之表等同于足太阳膀胱经，看到在太阳病的过程中会出现"头痛项强，腰脊骨节，四肢筋骨，皆见疼痛，是因太阳一经之脉，盖遍周身。此经之脉既伤，所到之处皆痛"。陈氏虽在经络及证候中作了论述，但把太阳经等同于足太阳膀胱经的说法值得商榷。

2）详细辨析六经主证

六经的主证的概念，即现今《伤寒论》教材中的各经本证的表述，是指具体经病变时所表现出的核心的症状。明了这一经的主要症状，才能在辨证中快速做出诊断。显然陈焕堂是希望厘清六经证候边界的，因此他写有专篇，推想六经受病之界限及表现，六经病的传变及互相影响，并且强调"论此六经证治，首重表里阴阳，得其大法，自不虑伤寒治法之多端"。

（1）太阳病的主证。太阳病是外邪侵犯太阳经所表现出来的症状，正如仲景太阳病提纲证描述出主要症状一样，陈焕堂也在临床上观察到，"太阳经受病，则有恶畏风寒，周身发热，心腹烦躁，头颅疼痛，颈项强劲，四肢骨节疼痛，气粗鼻鸣似喘，干呕等"太阳经受邪的太阳病的表现。然而涉及治疗，仲景分中风、伤寒分别论述。"太阳初起，有中风、伤寒之别"，这是仲景的心法，陈氏也完全赞同这个观点。他说："治伤寒之要诀，初病之日，须分伤寒中风。"

而中风与伤寒，有具体症状的区别。陈氏从自己的临床所见出发，描述出其所见之中风证："中风初起，即见额上大热，微微恶寒，呵欠，唇红、面红、兼油润，有汗，尿色变，头痛，项强脊紧，手足酸，犹然能行动，犹能食""又如初病之日，头痛项强，面红大热，不甚畏寒，但最畏风，犹能行动，胃口不变，犹能饮食，身润有汗，此名中风"。从上可见陈氏所见的中风证要点是发热、汗出、恶风、头痛、神疲、尚能食，体现出风寒束表，卫气不固，营阴外泄的状态，这正是参透仲景"发热、汗出、恶风、脉缓"的中风证，结合自身临床体会所得，很有实际指导意义。

他对伤寒的描述亦是形象而有指导性的："伤寒初起，先见恶寒，蒙被，牙闭，身骨痛，口起烟灰之气，兼胃口变，不知味，皮密，无汗，肩背酸痛，身重不能行，头重，耳中响，如千蝉万蟋，鸣钲击铁，发热而不甚热，而色青惨，皱眉心烦，不安，周身楚痛之状。"核心要点是"恶寒重，头身重痛，无汗，耳鸣、心烦"等症，体现风寒束表、卫闭营郁、郁而化热的特点，对仲景的伤寒证理解准确而贴合临床。同时在临床中，陈氏还描述出一种正伤寒："如初病之日，畏寒振战，身骨俱痛，耳中响动，微微发热，身燥无汗，胃口臭恶，食不知味，身躯软重，不能起床，面色青惨，其势凶暴，此正伤寒也。"可见正伤寒，病情重，病势急，是伤寒证中的重候。

中风与伤寒症状表现之所以不同，陈氏探讨其更深层的病因病机。首先，风寒性质不同，其对人体质的偏嗜亦不同："夫风属阳，凡阳脏之人多招之。寒属阴，凡阴脏之人亦多招之""阳脏之人，或酒食，郁怒，劳苦，内火先盛，而招风者居多。阴脏之人，或中虚生热，而后招寒居多。"其次，风寒阴阳属性不同，其影响人体气血亦各异："风则伤卫，寒则伤营，然则风寒各伤其一也。况寒伤营，寒属阴，营主血，营亦属阴。寒入营中血分，其血凝涩，令其皮肤闭密。非麻黄汤大松肌表，则汗不得出。故伤寒为表实，此之谓也。风伤卫，风属阳，卫主气，卫亦属阳。风入卫中气分，其气虚弱，令其腠理缓，其汗常出。非桂枝汤实肌肉，而汗不得止。故中风为表虚，此之谓也。"再次，风寒两者在体内的传变亦不同，"中风之病较轻于伤寒者，唯伤寒属阴，凡传经者，多合于三阴之证。中风属阳，倘有传经，多在三阳之内留连，且多入阳明胃腑之证"。从以上可以看出，陈氏分析的观点沿袭喻嘉言"风伤卫，寒伤营"的提法。

太阳病中风证与伤寒证是《仲景归真》一书中论述得相对完整的证型，这两大证型分别使用桂枝汤和麻黄汤治疗，素为岭南地区部分医家所诟病，陈氏力倡岭南也有正伤寒，且使用仲景方是以证为基础，有是证则用是方，因此书中多处谈到这两证。

（2）阳明病的主证。《伤寒论》中根据阳明病的成因，有太阳阳明、少阳阳明、正阳阳明之分属，而提纲证"阳明之为病，胃家实是也"，更是从病机上点出阳明病的"邪气盛实"

的特点，而阳明病的表现有外证，以"身热，汗自出，不恶寒反恶热"为特征。陈焕堂深刻理解仲景相关条文精神，结合自身临床实践，将阳明病形成的动态过程、阳明病发生发展的不同阶段的表现，以及人体体质对阳明转归的影响等加以整理，让初学者对阳明病有更直观的认识，具体的论述摘录如下：

"如阳明者，又阳中之阳，决无阴证之病。凡阳明之证，例以发热汗出、不恶寒而恶热为正病者也。仲景有太阳阳明，谓发表过度，亡其津液，而为脾约之证者，宜用脾约丸。有少阳阳明，谓太阳之邪，既到少阳，而误汗伤津，传入阳明，宜用小承气。有正阳阳明，谓胃腑实者，宜大承气汤。设使由太阳传经而来者，止见目疼、鼻干、不眠、身热，犹为阳明经病，止宜白虎加葛根汤。倘仍畏寒、无汗、脉浮，是从太阳伤寒传来，表证未除，宜用葛根汤以发汗。若有汗、畏寒、身热者，是由太阳中风传来，表症未除，宜用桂枝加葛根汤。故此经有太阳阳明、少阳阳明、正阳阳明，又有经证、腑证之分。凡阳脏之人，多有阳明腑证，不可不知，于阳明证诀之内，对核可也。"

阳明病的主要症状是：鼻干痛，不得眠，身发热，目眶疼，不恶寒，或反恶热，烦躁，不安，汗出而多，大便硬结，小便短赤，大渴，喜饮冷水，或潮热，心下满，胀实，狂妄，谵语等症。

阳明经证：目疼鼻干，不得眠，身热，或无汗，恶寒，或有汗。

阳明腑证：潮热，谵狂，燥结，大渴，汗多。

阳明胃腑实热证：口苦、面赤、目红、声音壮厉、唇红、干渴、烦躁、动怒、身热、发狂、舌苔焦厚；虽不食数日亦不见饥，反加力大；或逾墙越壁，谵语喃喃，喜动而不喜静；或瞠目，或不睡，如此等症是谓阳证矣。

（3）少阳病的主证。少阳病的主证，后世医家从《伤寒论》中整理出"柴胡证"这一症候群，有"往来寒热，胸胁苦满，默默不欲饮食，心烦喜呕，口苦，咽干，目眩，脉弦"这八大症。陈焕堂也基本是沿袭这一观点，如他说"少阳之证，以口苦、目赤、耳聋、喜呕、寒热往来为正病，然而诸证，未必得有全见，但有一二证见，即是少阳证矣"，而且陈氏认为"少阳一证，止有传经而来之热实，断不有自病之寒虚"，当少阳受病，所见之症，以热为多，"身热，谵语，呕恶，耳聋，口苦，是太阳传少阳也。"

此经受病，则有口苦，目眩，目赤，胸满，胁痛，喜呕，往来寒热，耳聋惊悸，发渴，腹中疼痛，咽干，痞满，咳嗽等症见也。

如受之在上，则见目眩耳聋、口苦喜呕；受之在中，则有痞满胁痛；受之在下，则见腹满下痢；受之在表，则见寒热往来；受之在里，则见惊悸呕恶、或痰或咳。

（4）三阴病的主证。三阴病的主证，陈氏论述较少，因为三阴之病，较重较难，"大概伤寒六经之证，内三阴之证，危于三阳，三阴之辨，亦难于三阳也"。现将陈氏书中有关内容，综合如下：

太阴经，不厥肢温，自利不渴，腹满腹痛，此乃太阴脾经之专症，此经受病，在上则吐；受之在下则痢；受之在中吐而且痢，以及腹满胀痛。

少阴之证，以欲寐、身冷、脉微欲绝为少阴正病，吐利，蜷卧欲寐，少阴之专症，此经受病在上，口燥咽干、咽喉肿痛；受病在下则有泻痢脓血清水；受病在中则有腹痛烦躁、不得眠，或时时欲寐。

厥阴经，躁多烦少，干呕发厥，吐利头痛，舌卷囊缩，此乃厥阴肝经之专症，此经受病在上者则有舌卷、有喉痹；受病在下者则有下痢脓血（少阴亦有此症）、阴囊或缩；受病在中者，其或腹痛，或烦躁，或吐蛔，或干呕，或消渴，夹杂之症最多，阴阳淆混。

3. 表里阴阳辨证体系

《伤寒论》对于"伤寒病"的认知体系沿用《素问·热论》的六经受病模式，故后世医家将其相应的辨证方法整理为"六经辨证"，并得到学术界的肯定，认为"六经辨证"是《伤寒论》的核心辨证方法。实际上《伤寒论》中的辨证方法，除六经辨证外，尚有八纲辨证、脏腑辨证、经络辨证、气血津液辨证、部位辨证等内容，尤其是其气血津液辨证和部位辨证直接启发了明清时期温病学派发展为"卫气营血辨证"及"三焦辨证"，故而可知《伤寒论》里充满中医学学术源头的朴素辨证法，陈氏在研究的过程中也有感于此，总结出"表里阴阳"两对关系的四步辨证法，并且在临床上摸索出其相应的脉证特点、治疗法则及方药，以下重点阐述陈氏的"表里阴阳"辨证体系。

1）伤寒总脉

陈氏指出，"伤寒脉亦分表里阴阳"，如浮、洪、数、大、实、长、滑、促等脉是阳脉；沉、细、微、迟、小、虚、短、涩、结、代等脉是阴脉。

一般阳病得阳脉，阴病得阴脉为顺，阳病得阴脉病重，阴病得阳脉病轻。如："伤寒，初病之日，其脉浮紧、浮数居多。……浮为表脉""若初病未经发汗，其身热者，其脉应该浮洪，此为阳证阳脉"。太阳、阳明、少阳，这三阳之病，皆为阳病，皆要阳脉为合。"太阴之经，乃纯阴之脏，其脉应该沉缓之脉为合。少阴之经，乃阴极之脏，其脉应该沉微为合。厥阴之脉沉细"，总之三阴之脏属阴，故三阴之脉应沉。

脉之浮沉定表里。"但凡太阳之脉必浮，因太阳为表证，浮为表脉故也。所分者，浮紧则为伤寒，浮缓则为中风，浮数则为表热。倘或沉脉，即为相反矣。阳明之脉必长，阳明乃胃腑之经，故于关脉独长、独大为合。然或病已入腑，则有沉实有力之脉，亦为阳证阳脉，可下之症""或见脉浮是为由脏出腑，由阴转阳，不可定也。但凡三阴之病，脉见浮、洪、数、大、滑、实各等阳脉为吉。所谓阴证阳脉，其病易治者也。所虑者，阳证而见阴脉耳。何也？阳病者，邪盛之病也，阴脉者，元气虚衰之脉也。元气既虚，何能当其极盛之病？"

2）表里阴阳主证

陈氏写有"表证诀""里证诀""阳证诀""阴证诀"四首歌诀，现从歌诀的症状描述中窥其所指。

（1）表证。表证为从外而来，病在皮肤经络者。表证实多为太阳之证，即发热，恶寒，手足冻，气粗，头项腰肢俱痛，面赤红润，其脉必浮，心腹烦躁。从三阳看，有太阳表证之麻黄汤、桂枝汤证，阳脉表证之葛根汤证，少阳表证之小柴胡汤证。太阳表证，其中有汗为表虚，无汗为表实，此等表证证候，即是近时之医所指外感、感冒。

（2）里证。里证以邪入于阳明胃腑为主，"全不涉乎三阴，全属阳明之证者，如发热汗出不恶寒，而反恶热，烦躁，干渴，阳狂，大便硬，小便赤短，潮热谵语，舌苔焦厚，唇红、眼赤，腹满实痛，此等之症，是为里证也。轻则白虎汤，重则承气……然三阳之中，各经仍有里证，但太阳少阳之里证，与阳明不同"，太阳里证为五苓散证，少阳里证为柴胡加芒硝汤证及大柴胡汤证。

（3）阳证。阳证多指阳实热证，"非言三阳经之证也，乃言阴阳之阳，即如阳明胃腑实热之证，即使三阴经内亦有阳证，此与阴邪相反者也。如口苦、面赤、目红、声音壮厉、唇红、干渴、烦躁、动怒、身热、发狂、舌苔焦厚；虽不食数日亦不见饥，反加力大；或逾墙越壁，谵语喃喃，喜动而不喜静；或瞠目，或不睡，如此等证是谓阳证矣。即如瘫疮毒痢，亦曰阳证。凡曰火、曰实、曰热之类，治法轻者清之、润之，重者寒之、攻之。"

（4）阴证。"此阴证者，谓不由三阳传来，起手便是阴证者也。如烦躁不宁，恶寒而不发热，心腹绞痛，上吐下利，手足厥冷，或阴盛格阳，外假热而内真寒，其口不苦而和，舌无胎而白滑，身体疼痛，面色青而减剥瘦劣，口虽或干，而不大渴，其脉则沉细迟，紧微涩等，一派阴脉。以上等症，皆阴证中之所必有者，或所患轻重多少不同耳。然各经亦有专症，又如吐利，蜷卧欲寐，少阴之专症也。躁多烦少，干呕发厥，吐利头痛，舌卷囊缩，此乃厥阴肝经之专症也。至于不厥肢温，自利不渴，腹满腹痛，此乃太阴脾经之专症也。"

3）表里阴阳三总病四总方

陈氏用"表里阴阳"四法的思路认识和论治伤寒病，在"三总病四总方"中得到进一步体现，提炼出伤寒病风、寒、热三种状态的表里阴阳辨证，以及四个核心方剂桂枝汤、麻黄汤、大承气汤、四逆汤的对应论治，具体的论述如下：

"《伤寒论》内三百余症，不知其要者，如望重洋，不知底岸。知其要者，实得风、寒、热三字可以概之，然此三字之中，各分表里阴阳者。如热字，有表热、里热；寒字，有表寒、里寒；唯风字，止有表风，而无里风而已。至于治法，表热者，用麻黄汤、桂枝汤等以发散之；里热者，用大承气汤攻下之；表寒者，用麻黄汤以散之；里寒者，以四逆汤以温之。凡治风以桂枝，治寒以麻黄，一定不易矣……总之，学伤寒者，首先学熟表里阴阳四法为先，则认证用方保无差误之虞矣，但用百方可免误论。

"予曰：今人治伤寒、中风从不用至麻黄、桂枝、承气、四逆四方矣，岂今世真无此等证乎？总因今人习俗书，重辨方而不重辨证，辨证不清，不敢轻用此四方耳。仲景因证造方，比之锁匙，是其锁而造其匙，岂有不开者。其如今，人不善认锁，故弃其匙耳。如论内，论太阳伤寒应用麻黄发汗，而或用桂枝解肌则有误；太阳中风应用桂枝解肌，而或用麻黄发汗则有误。此辨伤寒、中风不清者，连麻黄、桂枝总不敢用矣。又太阳伤寒表证也，宜用麻桂以发表，若或认为阳明里证，而用承气以攻之则有误；果系阳明里证宜用承气，又或误认为表证未除，而用麻桂，则又误矣。如辨表里不清者，连麻、桂、承气总不用者。三阴经内有真寒假热宜用四逆，真热假寒宜用大承，稍有混用则又有误，其辨阴阳寒热不清者，连大承、四逆总不敢用也。仲景立明此等方证，欲人辨清表里阴阳，不可混用，重重申戒，再四论明。岂意今人因为仲景禁戒愈严，畏用愈深。辨证不清者竟视四方等之砒鸩，岂不大负先师之初意乎！"

4）六经病辨证，当注重表里阴阳及兼夹

六经病，六经辨证是纲领，然而当疾病进退传变之间，更加趋向于合病、并病、兼夹等，尤其是在三阴病阶段，并非单纯的一经为病，故陈氏提出辨证当注重表里阴阳，分辨相兼为病。陈氏的核心论述如下。

（1）三阳病注重辨表里。"至于三阳之证，唯太阳一经，证候独多，有伤寒，有中风；有合少阳，有合阳明，有合三阴；有风寒兼病、表里兼病；夹食，夹饮，夹痰，夹血；有漏汗，有停饮、有蓄血。凡《伤寒论》内，误治之病，属于太阳之证居多。至于三阴之经，唯少阴一经，证候独多。因此经阴尽阳生，有阴有阳，有水有火，与太阳为表里，有合太阳而为阴阳两感，有合厥阴、太阴而为三阴合病，又有真寒假热、假寒真热，唯此经有之。如阴盛格阳，即此经之证也，凡治三阴之证，属阳以清火，属阴以温经，以上所论，乃约言阴阳表里者。"

"至于少阳一经，处于表里之间，仲景治少阳之法，以小柴胡为少阳总治之剂，表里居半之药也。如生姜、柴胡，表药也，而重用黄芩，清里药也。设偏于表者，则加桂枝，为有恶寒之表故也。偏于里者，则加大黄或芒硝，为有潮热、便硬之里故也。世人多以为半寒半热，为少阳和解之剂，则误矣。少阳之证，以口苦、目赤、耳聋、喜呕、寒热往来为正病，然而诸证，未必得有全见，但有一二证见，即是少阳证矣。但宜小柴胡汤，看症加减可也。唯少阳传经，多传厥阴，因少阳与厥阴，脏腑相连故也。设传太阴多系木土相克，其症多凶，但未多见传及少阴者。仲景于少阳之经，有汗下之戒，然偏于表者加桂枝，非汗而何？偏于里者加硝黄，非下而何？此乃示人圆活者。至于合并之病，当于合并诀内查之。已上医治三阳之例者，仍于三阳证诀读熟，则三阳证治，尽于此矣。"

（2）三阴病注重辨阴阳。陈氏认为三阴之病辨证难于三阳，需首重阴阳，"大概伤寒六经之症，内三阴之证，危于三阳，三阴之辨，亦难于三阳也"，"三阴之证，首辨阴阳，原阴阳之分，毫厘千里，最易误人"，而三阴阴阳之中，以阴经阳证最难辨认，"是以三阴之内，必要分辨阴阳为要务也。但阴经之阴证易分，唯阴经之阳症最难认。如阴经之证，不拘阴阳，其脉皆沉，其身皆凉而不热。所分者，脉沉细中分其迟弱，与无神者为阴，数而实者为阳。故首以辨脉为稳，又以大便硬、小便赤、喜冷、大渴、消渴为阳。下痢、恶寒、不渴、小便白者为阴。但以予之阴诀、阳诀所言证以质之，足以辨认矣。"三阴病具体辨证方法如下。

"设如吐泻不渴，乃太阴寒证也。如兼发热、身痛、又下痢、脉沉微，乃太阳合太阴，表热里寒之证也。如腹满胀实、大便硬，乃阳明传来太阴之阳证也。又吐痢不渴，本是太阴正病，谓其脏本属纯阴之故。设又手足发厥，是太阴含厥阴之阴证也，用四逆汤，或理中汤。太阴阳邪，痞满实燥，则用大承气汤。若太阴含太阳，里寒表热者，先以四逆汤，温里之寒，后以桂枝汤，解表之热。倘表证未除，里证又急，则先以桂枝汤解表，后以承气攻里（表未除指太阳，里又急指胃腑亦是太阴郁热所致），此乃太阴经阴阳证治之大法如此，当于太阴诀内详之。

"若夫少阴之证，以欲寐、身冷、脉微欲绝为少阴正病者，仍有阴阳之分也。当于少阴诀内，细细查核可也。至于厥阴一经，阴阳混杂，最难辨别。且又少阴合病更多，必须读少阴证诀，辨论阴阳方可。然少阴之阳证，宜清火润燥者，如黄连阿胶汤、猪肤汤、炙甘草汤是也；宜温经者，如附子汤、通脉汤是也；与太阳表里合病者，如麻黄附子细辛汤；如火盛须清者，人参白虎汤；阳邪极盛者，大承气汤；厥阴之阳证宜清热者，有四逆散、白头翁汤；阴阳混杂者，有乌梅丸；寒极发厥者，有四逆汤、当归四逆汤；热极发厥者，大承气、四逆散。"

要之，陈氏论内一再强调运用"表里阴阳"四步驾驭辨证："夫治伤寒之要诀，初病之日，须分伤寒中风、认定表里、辨定阴阳，唯此六项，缺一不可。"然而表里阴阳辨证体系实际上脱胎于八纲辨证，是在六经辨证与八纲辨证融合的过程中的一种"执简驭繁"的方案，历史上类似的提法有许叔微的"表里虚实"辨证。

4. 问症知方体系

陈氏将《伤寒论》六经辨证核心部分的"辨太阳病脉证并治上、中、下""辨阳明病脉证并治""辨少阳病脉证并治""辨太阴病脉证并治""辨少阴病脉证并治""辨厥阴病脉证并治""辨霍乱病脉证并治""辨阴阳易瘥后劳复病脉证并治"等十篇398条条文中出现的关键症状，按照出现先后顺序进行归纳整理出69症，编撰成歌诀体，并辅以解释，意在使后学者"问症知方"，是一种基于症状学的辨治方法。

陈氏在第六卷撰有自序一则，其中指出编撰"伤寒问症知方歌诀"的发心："今将《伤寒论》内一切方证全数编诀，上卷证诀，先将六经全盆稽核，同证分经，尽数指明，辨别阴阳表里、治法治方，包罗一诀之内。间有不齐，则于注内补上。熟读一证诀，即能医治一证，因名曰问症知方。"另有读法一则："凡症必兼言方，如不能言方，则必言法，法内有方故也。诀内言阴字即是阴证，或是阴经，言表字即是表证，即是表法，即是用表方，又如温、清、攻、下、寒、热、吐、汗皆系治法。凡某症诀内指用某方，请将某方诀内亦有指明能治某症，所谓问症知方，问方知证者在此。凡诀内所言燥字，是干燥，躁字是烦躁，又如瘀血、湿、痰、水、气、滞、硬、潮、谵、满、实、黄、烦、饮、胀等字皆系病名。"

对伤寒症状的解析一直是伤寒学研究的重点，多数医家致力于厘清症状背后所体现的病机本质，陈氏也将69症一一分析，以综合的眼光看待症状，着力点在讲明具体症状在各经中的发病特点及治疗方案。现将其"问症知方"的特点整理如下。

1）注重辨证分经

陈氏系统地梳理了症状的六经联系，他说"凡一症，有属一经，有属三二经，或六经皆有者，必一一声明，不敢遗漏。如头痛则云三阳及厥阴，然则四经有二经无矣；又曰咳嗽，伤寒止三经，太、少二阳及少阴，然则三经有，三经无矣；又如身痛六经皆有矣，余皆仿此。"因此他在症状的辨析中，重视六经病位的特殊性，如他"问症知方"整理出一系列发病范围广的症状，如口渴、呕吐、腹满痛等，均是曲尽其在六经病变中的不同表现，以辨证治疗。

（1）口渴。口渴是《伤寒论》中辨体内津液状态的一个指标，常见于津液不足或气化不利，津不上承。陈氏对"渴"的辨治，看法独到，他说："凡治渴症必先知其阳经、阴经，某经之症即择某经之方。又有要紧辨证之法，首问其小便利否，长短、赤白为主。如渴，小便利，是由邪火煎熬，迫津液下行；渴而小便不利，为下焦停水，水道不化，故令渴也；多而长是热迫其长也；短者亦有两说，一火热煎短，一津液枯而短；小便赤是热，曰清非热，即可辨也"。其后从六经的角度详细列举了渴的方证及应用的方药。

"太阳，渴、无汗、小便利，大青龙汤；太阳，渴、无汗、小便不利，小青龙汤；太阳，渴、有汗、小便利，桂枝合白虎汤；太阳，渴、有汗、小便不利，五苓散。阳明，渴、无汗、小便利，葛根合白虎汤；阳明，渴、无汗、小便不利，五苓散加石膏、滑石；阳明，渴、有汗、小便利，白虎汤；阳明，渴、有汗、小便不利，猪苓汤。少阳，渴、小便利，小柴胡去半夏加花粉；少阳，渴、小便不利，小柴胡加茯苓。少阴，渴、阳邪、小便赤，猪苓汤；少阴，渴、阴邪、不利、小便白、引水自救者，真武汤。厥阴，渴、阴邪、不利、引水自救者，少少与饮之；厥阴，渴、阳邪，白虎汤。"

渴症应用之方有竹叶石膏汤、文蛤散、栀子柏皮汤、茯苓甘草汤、柴胡桂枝干姜汤、白头翁汤、五苓散、白虎汤。

（2）呕吐。呕吐是典型的胃肠道症状，陈氏谓"六经皆有呕吐之症，所分轻重、多少、寒热、阴经、阳经，其中因痰、因火、因水积滞，总当斟酌细认"。陈氏结合呕吐的临床发病特点，进行分类及确定阴阳属性："有声有物名呕吐，有声无物名干呕，有物无声名吐。干呕属阳，吐物属阴，声响者属阳，声微者属阴。"

呕吐病变涉及范围广，陈氏整理出分经论治的模式：

太阳方有五苓散、十枣汤、小青龙汤、甘草泻心汤、栀子豉加甘草汤。

少阳方有小柴胡汤、黄连汤、大柴胡汤、柴胡加芒硝汤、柴胡桂枝干姜汤、柴胡桂枝汤。

阳明方有葛根汤、黄芩汤、调胃承气汤、竹叶石膏汤。

太阴方有理中汤、厚朴干姜半夏甘草人参汤、干姜黄芩黄连人参汤。

少阴方有真武汤、白通汤。

厥阴方有吴茱萸汤、乌梅丸。

（3）腹满痛。陈氏认为腹部与除太阳外的其他五经关系密切，"凡腹步位，除太阳一经不到外，其余五经皆到于腹，故五经皆有腹满痛症"。而腹满痛，"当有表里、阴阳、寒热之分，凡痛从上而下主寒，痛从下而上主热，腹满主热，腹痛多主寒。腹满乃太阴主病，心下满乃阳明主病，腹上满痛阳明主之，脐至少腹太阴主之"，"欲辨其阴阳，则当视其有渴、有热、有潮热、有黄疸、有下利胶秽，则为阳证；若下利、不渴、不热、舌无胎，无一切热证，即是阴证。辨别亦不难，然必要晓五经均有此症为妥。"

腹满痛症应用之方有大承气汤、桃仁承气汤、小建中汤、理中汤、栀子厚朴汤、炙甘草汤、茵陈汤、抵当汤、小柴胡汤、桂枝加芍又加大黄汤、烧裈散、黄连汤、小青龙汤、猪肤汤、朴姜半草人参汤。

2）注重方证相应

仲景以症述证，以方治证，对症的处理要放置于具体的证中才能完整准确，陈氏也说："凡症必兼言方，如不能言方，则必言法，法内有方故也。"对汗证的辨别，需细致区分，方证相应。

汗证是常见的临床症状，可发生于正常人，也可继发于疾病的某一阶段；可发生于全身，也可出现在某一部分；可发生在白天，也可发生于夜间，故见汗不可单纯止汗，还应该考虑汗发生的原因及病理机转，才能治好汗。陈焕堂在《仲景归真》中给我们很好的示范。如在外感病发生发展过程中出现汗，如发热、汗出、恶风并见，考虑太阳中风证；身热、汗出、脉浮者为伤暑；身热、汗出、恶风、肢体拘急者为痉病，分别以桂枝汤、白虎加参汤、桂枝加葛根汤处理。如汗出多，伴高热、口渴，考虑邪入阳明，可予白虎汤治疗；如发汗治疗后已不发热，但仍怕冷汗出者，则考虑为汗后阳虚自汗证，宜予温阳固表药物如附子汤、四逆汤等治疗；如情况严重，出现漏汗者，则需扶阳以固表兼以养阴治疗，可予桂枝加附子汤、人参四逆汤等。

如果出汗发生于夜间，寐则来，醒则退，则为盗汗。陈氏认为盗汗必属少阳，且盗汗属热，治法必以清火、和解、滋阴三法为主，所选方药有大柴胡汤、柴胡合白虎汤、人参白虎汤、小承气汤、小柴胡汤、炙甘草汤，血热者加生地黄、赤芍、牡丹皮、地骨皮，气热者加茯苓、黄连。

如果出汗发生于头部，但头汗出，也是伤寒中常见的症状，提示阳邪结郁于胸，阴阳间隔，血气不能流通。如伤寒结胸，郁火蓄痰，皆能壅闭血气，故用柴胡桂枝干姜汤（停水头汗）、大陷胸汤（结胸头汗）、抵当汤（蓄血头汗）、大承气汤（蓄热头汗）治疗。

3）注重阴阳辨证

（1）发热。陈氏认为，发热见证范围广。"凡伤寒外感，一切因风寒证候，但见发热，即是三阳，阳经之证。阴经之证，不当有热，倘见发热，仍为阴中夹阳，若阴证发热，又兼发厥，恐系亡阳，则症不善……论内三百九十余症，除真正阴邪之外，无一而不有发热"。且发热治法亦有分辨，热在表者则当发散，在里者则当清火，或甚者则当攻下。"惟三阴经内，阴证发热，最忌发表，仍当辨定阴阳为主。或宜温经，或宜清火，或先温里，后攻其表。"出现发热的方证有桂枝汤证、麻黄汤证、桂枝二越婢一汤证、桂枝去芍药加茯苓白术汤证、大承气汤证、猪苓汤证、栀子柏皮汤证、柴胡桂枝汤证、小柴胡汤证、麻黄附子细辛汤证、四逆汤证、十枣汤证。

（2）烦躁。"烦症属阳，言胸膈不畅，莫可奈何，故呻吟也。躁症属阴，故言心中不安，起动不止也。然躁则必兼烦，烦则多不兼躁也。凡一切阴阳病证皆有烦症，不皆有躁症。即虽外感之初未经汗下之症，不拘轻重，必见烦症，故谓烦症轻。然有虚烦，有实烦，有阴躁而无阳躁。治之之法，看其兼之之症，属于三阳经烦者，可汗、可吐；其在阴经烦者，可下、可清；其躁症在阳明者，可下、可清；其躁症在三阴者，可温。但躁无阳躁，其有躁者，即如阳明腑证，躁怒者独有之，其余阴躁止见起动不止，默默不言，此亦大危之症也。

"烦躁症应用之方：大青龙汤、小建中汤、栀子豉汤、柴胡桂枝干姜汤、干姜附子汤、栀子厚朴汤、小承气汤、白虎人参汤、白通汤、猪肤汤、甘草泻心汤、调胃承气汤、吴茱萸汤、大陷胸汤、茯苓四逆汤、乌梅丸、竹叶石膏汤、黄连阿胶汤。"

（3）下利。"下利一症，有表里，有阴阳，三阳有下利者，三阴亦有下利者，但看所下之情，或水泄，或里急后重，以辨其阴阳。如脓血、胶黏、黄赤、里急后重，如清稀水泄，此阴阳寒热大可分也。尚有完谷不化，寒证居多，然亦要知其火盛之极，邪火不能杀谷也，下利清水，人亦谓其寒，岂知少阴之中所下，纯是清水？此乃胃中邪火迫责津液而出，系入急下之症，大要留心，察辨三阳之内，有风、水、湿、热，但利湿疏风则可。唯三阴之中则大寒大热，非四逆、大承不能挽救，不可不知！且表证仍当发表，阴证忌发表，宜温经。"

4）结合临床实际探讨方证的应用

在症状的治疗处理中，陈氏结合自身临床实际，在谈仲景治法的同时也结合自己临床所见、所闻、所用来拓展，既读仲景、用仲景也不拘泥于《伤寒论》的方法。

如在临床上，所见之症出于《伤寒论》，其尊仲景之法为治。在亡阳诀后，他记载一则亡阳病例："愚见一痰火症将死与痫症将死之日，身冷如冰，无汗而见恶热，不离掌扇，吾谓其阴气脱于内，阳气出于外，此亦亡阳之例"，在黄疸症诀中亦记载一则医案："忆于初未习仲景时，见有阳黄身热，大便结，诸医皆以四苓、茵陈不效，吾以防风通圣而效，今知仲景之麻黄汤减桂枝合大承气汤，更胜于防风通圣汤，予故以所谓仲景无方不备者，可以不必他求也"。热入血室症诀中，又记载案例一则："予曾见产后之病，正与热入血室吻合，予亦全以热入血室之法加多破血之药而愈"。

在具体的症状处理中，陈氏又结合经验，强调化裁。在潮热症诀中，认为"潮热则专属阳而无阴，专属里而无表，有热无寒，故无热不成潮，唯分热之轻重，邪之在气在血……气分之热可加苓、连，血分之热可加地、芍"。在呃逆噫症诀中，加入了清热止呃逆的药物，"后人用丁香柿蒂汤亦可用，寒着始合，又如竹茹、枇杷叶、陈皮、半夏亦合用之物，不可不知"。胁满痛症诀中，建议加入清热、理气、散结之品以增强效果，"胁满可加之药：青皮、黄连、胆草、龙荟、丹皮、元胡、牡蛎、川芎、归尾、黄芩、半夏，随宜加之"。在痉病和霍乱的证治诀中，陈氏也各举一例说明仲景方的加减用法，

"《金匮》有桂枝加瓜蒌汤，予以桂枝加芎归治产后疮家柔痉""予又尝以桂枝合五苓散加藿香极效，于霍乱不吐利但腹急痛者，以淡盐汤与饮，令吐则痰水共出亦妙"。

5）补入温、暑的治疗

岭南炎方，其气常燠，一岁之间，暑热过半，暑热之症常多。陈氏遵从《伤寒例》，从伏气温病立论，"温暑二症多因冬间感冒风寒，郁而不发，待至春夏再冒风寒，触动始发，不触亦不得发也。其元气壮者，久而自散，元气弱者，终底发也，或发于春，或发于夏，不同耳"。然而，伏热在内，当为外寒引动，故其从太阳、阳明两经转化，"其发必须风寒触动者，发之之时，风寒必从太阳而入，引动其内，则内郁之热，必从阳明而出，专属太阳、阳明二经之病耳"。从症状表现上判别太阳、阳明，"温暑二症皆有发热、汗出、发渴，然发热、自汗属太阳也，发渴属阳明也。但温暑虽皆发热、汗出而渴无所分也，唯温症不恶寒，暑症则恶寒。因暑症再冒，热邪伤气，气虚故恶寒"。

暑温的治疗，仲景书中皆有法度，当随证治之，"大凡温暑虽由内热，然亦必兼外风，风能触之发病，寒亦触其发病也，唯风触者由于卫，故有汗，寒触者由于营，故无汗。故治温、暑二症，其法相同，其有汗者，宜桂枝汤加葛根，或桂枝合白虎汤，或桂枝加石膏，或阳旦汤，或桂枝加大黄汤；如温暑无汗者，宜麻杏石甘汤、越婢汤，或麻黄合白虎汤，大青龙汤；即如偏于阳明，大渴、大汗则宜人参白虎汤、承气汤、竹叶石膏汤。此皆仲景之方，通治温暑，用之不尽"。

"温暑二症应用之方：桂枝合白虎汤、桂枝二越婢一汤、阳旦汤、麻黄合白虎汤、竹叶石膏汤、人参白虎汤、麻杏石甘汤、桂枝加大黄汤、桂枝加葛根汤、白虎加麻黄汤、大青龙汤、葛根黄芩黄连汤。"

5. 问方知证体系

陈氏编订《伤寒论》方歌诀，欲人"审证对方"，在歌诀前撰有方诀序一则，以设问体方式写出当时岭南地区医者畏用"伤寒方"的现状，以及自身在把握方证、厘定用量方面信奉仲景的看法，"或曰：世人畏用仲景方，譬如某山有虎，旧相诫不行，今子独敢力辨其无，设有听子入山遇虎，其若之何？予曰：予固筹之熟矣，能保无虎矣，但虑入山者，不识路径，或有险阻，则不可量，予故于方诀之后注明药品，订定分两，录该方治证之原文，但须学者审证对方，必无差谬。果有误人之方，亦不成为医圣之方，且《医宗金鉴》亦何必首将仲景之书示为医宗乎！请思《医宗》一书，岂徒具文之书哉？医治百姓如此，医治天子亦如此者。予尝曰，但虑认症之不真，不须虑方之凶险。加减轻重，学者酌量。圣人立法，可以使人规矩，亦不能使人巧，要知伤寒之方，以仲景之方为正可也。予今编此方诀，果能宗之，有功无损"。

在方歌诀中，陈氏以方为单位，每个方撰有歌诀一则，共引录116个条目，与《伤寒论》原书除去重复后的112方有出入。细考其中未录禹余粮丸方，另葛根汤在第95条与第113条两个条目下重复出现，另陈氏加入第55条导法、第58条土瓜根导法、第104条阳旦汤和第105条阴旦汤四则与《伤寒论》方无关的条目，除去此内容后，共得112方的条目。方歌诀的排列不是按照《伤寒论》原文的出现次第排列的，而是分列于六经内，并增加"合并病方""复病方""坏证方""痉证方""湿症方"五个大目以归类歌诀。

在歌诀的排列内，比较有特点的是：①吴茱萸汤在《伤寒论》中，阳明、少阴、厥阴均有，陈氏编订在少阴经方内，而吴茱萸加生姜则编在厥阴经方内。②将分别出现在厥阴病篇、太阳病篇的干姜芩连人参汤、朴姜夏草人参汤归纳入太阴经方内。③将出现在太阳病篇的黄连汤归并入少阳经方内。④合并病方有葛根汤、葛根加半夏汤、黄芩汤、黄芩加半夏生姜汤。⑤复病方有枳实栀子豉汤、牡蛎泽泻汤、理中丸、竹叶石膏汤、烧裈方散。⑥坏证方有阳旦汤、阴旦汤、甘草干姜汤、芍药甘草汤、麻黄升麻汤、柴胡加龙骨牡蛎汤、桂枝加桂汤、桂枝去芍药加龙骨牡蛎救逆汤、桂草龙蛎汤。⑦痉症方有葛根汤、桂枝加葛根汤。⑧湿证方有桂枝附子汤、桂枝附子汤去桂加白术汤、甘草附子汤。

陈氏附有此篇"读法"一则，提到编撰此篇的体例及要点，即"一诀内必将方药味一一指明，不敢遗失一味；一诀内必指明该方专治之症，故为问方知证。一方分别三款：一曰方诀，是包概药味治症者。一曰论方药，是抄录原方、药味分两、煮法、服法。一曰方治，原是录方所治之症"，此篇也是陈氏对《伤寒论》方的配伍意义、主治范围、用法用量的心得体会，现将其特点归纳如下。

1）灵活化裁，加减使用

"倘有风寒夹杂之症，当加夹杂之药，亦不必拘定原方。"

陈氏谓桂枝汤乃仲景得意之方，"论内三百九十余条，内中分晰轻重，桂枝之症独多。桂枝汤加减，变得二三十方，通治百病，加气分之药，如气虚可加附子、人参、黄芪、饴糖、干姜、白术，气盛者可加朴、杏、芩、连、石膏、大黄、干葛、知母，百病皆宜。"

　　陈氏根据临床实践，丰富了桂枝汤的煎服法，"服此药后，无汗者，要有汗出；有汗者，要止汗为合。服此不见效，一日之内，可服至三剂。古人原以一剂分三服，今订少其数，故以一剂一服。或虑生姜三钱，恐辣难服，因此方炙草、大枣是大甜，桂枝微甜，合之总不见辣而见甜耳。照此分两合为一剂，予自试之多验矣。"

　　桂枝汤方后附有加减法，"呕者加半夏、陈皮各三钱；夹食者加山楂、神曲各三钱；气喘者加杏仁、厚朴各三钱；头痛者加羌活二钱；夹热者加黄芩三钱；渴、小便不利、合五苓散；渴而小便利合白虎汤；温症合白虎汤；咳嗽加苏梗、薄荷、杏仁；夹湿加茯苓、白术各四钱；湿黄加茵陈八钱。"

　　另据《金匮要略·产后门》《医宗金鉴》补入桂枝汤的两条加减方，即阳旦汤和阴旦汤。阳旦汤即桂枝汤加黄芩，陈氏谓"凡中风夹热者，或温暑症，汗出、发热、恶寒者，或产后中风夹热者皆宜"；阴旦汤即桂枝汤加干姜："凡夹寒者宜之，譬如漏汗症，桂枝加附子汤，设稍轻者，即用此方"。

　　2）阐发方证，尤有心得

　　陈氏在部分方诀中撰有运用心得，体现他对方证的理解，如小建中汤治疗"心中悸而烦"，陈氏说："此症是先悸后烦，主虚，宜用此方；若先烦后悸，主热，不宜此方。"栀子干姜汤的"心中结痛"，"心中结痛，为下后里寒也。里寒，故用干姜，外热，又故用栀子，仍作表里之剂看。此症心中结痛，而非结胸者，全在身热不去四字，设邪热入里，身不发热，即成结胸矣"。对附子泻心汤证的诠释则是"此症，外寒内热之症，此方亦为表里双解，然浸三黄，煎附子，可知其扶阳之意重，攻痞之意轻，仲景立法，无微不到。惜乎！近世以讹传讹，不敢照用仲景之方，可胜惜哉！"

大青龙汤证在《伤寒论》中有38和39两条条文谈及，陈氏在38条下按语称："此条谓中风而兼有伤寒之脉证，则宜服；若独见中风之脉证者，则戒服。亦既词语浅白，易晓者矣！今人因见仲景立戒，反至总不敢用大青龙汤亦久矣，吾不知设有其症，设用节庵九味羌活不效者奈何。"在39条下的按语称"此条主用大青龙者，专重有伤寒两字，是概头痛、气喘、发热、无汗等症者，是谓伤寒，而兼中风之脉证者，可知脉缓者，亦有发汗之例。"

抵当汤为治疗蓄血重症的方药，陈氏提到运用抵当汤当根据小便的情况区分蓄血或蓄水，"有热、少腹满、小便不利，责在停水，五苓散证也。今有热、少腹满、小便反利者，责在蓄血，故宜抵当。今人不敢信用，用则必效！"

赤石脂禹余粮汤涩肠止泻治泻利，仲景论曰："伤寒，服汤药，下利不止，心下痞硬，服泻心汤已，复以他药下之，利不止，医以理中与之，利益甚；理中者，理中焦，此利在下焦，赤石脂禹余粮汤主之。复利不止者，当利其小便。"陈氏不从利小便之方，当择用五苓散、茯苓甘草汤。

在五苓散的使用中，陈氏提到"此方原作散服，每服方寸匕，多饮温水取汗，今订用汤服，用水碗半煎一碗，大温服取汗，如身热恶寒，宜用桂枝，身不热者，宜用桂，不拘饮盛、热盛，务须小便不利者始合"。此处将桂视作两用，外邪未清用桂枝以解表，气化不利用肉桂以温肾助气化，对后世使用五苓散有一定的启发。

对麻黄附子细辛汤证的理解，陈氏认为"此症系初病，即见脉沉欲卧之阴证，阴证不应发热，故曰反发热，若是初由阳经传来，则应有热，不为反始得之，即初病之日，始见热之谓，吾故谓此条，非传经之病，乃初病之病"。

麻黄升麻汤证的用药分析，为"此症仍有身热也，故仲景用麻黄、桂枝发汗，是治外热，白虎治内热者。上则有咽喉不利，唾脓血之阳邪，下则有泄利不止，下部无脉之阴邪，外则有发厥脉迟，内则脓血泄利，此乃上、下、内、外寒热错杂之证，故此方有发表，有清火，有治寒，有治热，亦内外夹杂之方，真足以开后学治坏证之大法门者"。

此外，在干姜附子汤后写有按语，即"姜附汤功力猛逾四逆汤，以治纯阴之证，此二症皆由阳证误治而变成阴证者"。甘草泻心汤后按语，即"此条，误下后，脉沉作痞，按之濡软，是为气痞，甘草泻心证也"。乌梅丸方后按语，即"寒热夹杂之药，为治厥阴中寒热夹杂之病，但偏于热者，则可减少热药，偏于寒者，可减少寒药，此方治蛔第一方也，久利之病亦妙"。甘草干姜汤及芍药甘草汤后按语，即"此甘草干姜汤是治亡阳手足厥冷者，芍药甘草汤是治误治胫足拘急，欲和阴气者"。

3）方证比较，言简意赅

方证比较是后世医家研究《伤寒论》的一种视角，陈氏对部分用药、用法相近的方证，也做了比较，具体如下。

（1）大陷胸丸与大陷胸汤。"此方所利害者，唯甘遂末一钱而已，然有白蜜二合以和缓之，实不比大陷胸之猛者。"

（2）猪苓汤与五苓汤。"猪苓与五苓，均可止渴、利小便，猪苓润燥，五苓利水，即此不同。""按：猪苓汤，不拘三阴三阳之经，凡因津液少而渴者皆合。"

（3）白通汤、白通尿胆汤、真武汤、通脉四逆汤及附子汤。"白通二方、四逆二方、附子一方，这五方附子皆生用，皆为少阴下利而设，取其温经散寒。真武则用熟附，取其温经去饮。白通诸方以通阳为重，真武以益阳为先，干羌、生附以温经，生姜佐熟附以散饮。"

（4）真武汤与小青龙。"小青龙与真武二方，皆治水气之主剂，然小青龙治表未解，中外寒实之水气，职司太阳；真武治表已解，中外寒实之水气，职司少阴。"

（5）桃花汤与白头翁汤。"少阴病，难得者身热，今一身手足热，是邪还于表，热蓄于膀胱，故下脓血也。仲景虽未预方，亦宜桃花汤主之，或白头翁。且要看先下利，后便脓血，则宜桃花汤。若初利，即见脓血，是热盛，则当白头翁或黄连阿胶为合也（猪肤汤亦可）。"

4）从实出发，辨误勘非

《伤寒论》传世既久，在历代复刻、传抄、理解、诠释的过程中难免出现偏差，陈氏亦发现其中部分方证可能与其临床实践所见存在不同之处，因此从自身心得出发，积极勘误。如对几首使用麻黄的方剂存在疑惑。

（1）麻杏石甘汤。对于麻杏石甘汤条文中"汗出、无大热"而使用麻黄、石膏，陈氏认为尤为不妥，可能与条文中"无"字的位置有关，"愚意麻杏石甘汤，即麻黄汤减桂枝，又即《金匮》之还魂汤加石膏。夫麻黄、返魂皆为无汗而用者，何以此证有汗，亦敢重用耶？又大青龙、白虎均以石膏清火而得名，此证无大热，何敢重用？且据原文汗下之后，汗出而喘，无大热，似系极危之症矣，尚敢再用麻黄、石膏大发大清之药乎？此二条文必系错字。千古而不悟者，试将'无大热'之'无'字置于桂枝之下，即系下后不可更行桂枝汤，无汗出而喘，大热者，与此汤，则证与方的当不易也。何也？无汗出而喘，麻黄合用也，大热者，石膏合用也。况且论内与《金匮》从未见有汗出用麻黄，无热用石膏之例，又可知也。"

（2）麻黄桂枝各半汤。对于麻黄汤与桂枝汤的合方，出现麻黄桂枝各半汤、桂二麻一汤、桂二越婢一汤三个小汗方，其中剂量之间的合并，陈氏认为存在传抄的错误，"张璐曰：此方与桂枝二麻黄一汤药品不殊，唯铢分稍异，而症治攸分，可见仲景制方，差多差少之间，分毫不苟也。愚思其名各半，与桂二麻一，必系将麻桂方所用之药，或各用一半，或桂枝用二分，麻用一分，或麻则用十分之一，桂则用十分之二，但估拆其分两，总不合数，即如桂枝二越婢一汤亦然。愚意仲景之方，人不照用，几及千年矣，其书之翻刻，亦谅不少，必系传写之误所致者无疑！"

（3）麻黄升麻汤。麻黄升麻汤是《伤寒论》中难得的药味多的方剂，陈氏亦认为其剂量存在传抄错误，"计其方，共得六两余药，何须用水一斗，一不合也；麻黄、当归、升麻三味，着四两，此外十一味，共得二两余，重轻过当，二不合也；石膏、桂枝皆君药矣，仅用六铢，何所取义？三不合也。吾疑此方分两诀系传错者，此方未必有人用过者，但取其义以为法可也。"

5）编订药量

对于剂量的把握也是伤寒方使用的一个难点，仲景尽管已经列出方剂剂量，但汉代的度量衡制度与后世医家使用的法度存在差距，故对剂量的探讨校订也是医家使用伤寒方时注重的法则。细观陈氏书中编订药量，有几个核心原则。

（1）原方一两今订二钱。汉之一两，订为多少剂量？自孙思邈始已在寻求答案，他认为"古之三两为今一两"，明代李时珍言"古之一两，为今之一钱"。清代医家也不能回避这个问题，钱天来谓"汉之一两，即今之二钱七分也"，程扶生言"古之一两，今之三两半强"，陈修园称"大抵古之一两，今折为三钱"，可见虽多有讨论，但最终答案不是唯一。陈氏在书中所执原则是"原方一两今订二钱"，在此原则下，稍有变通，如"其间药性太猛者，仍量减少，如半夏、麻黄是也。其间药味平淡无力者，增多些，如茯苓、桂枝、人参是也"。

（2）所订剂量为"一剂一服"之量。陈焕堂说："原方一剂分作三服，今订定分两，乃订一剂一服者。原方每味药一两，比今实应六钱为合。原方一剂又分三服，今人一剂作一服，又止三分之一，故原方一两今订二钱为合。""古方之药，麻黄、桂枝、大黄、附子等药，每味名虽三两，实系六钱。古人原议一剂半剂即愈一症，所用君药，止六钱。不思今人治病，必须数剂，所计君药，宁不至六钱乎？比之麻黄汤，原开三两，今计六钱，固讶其多。其间制之以六钱之桂枝，缓之以六钱之甘草，合三四味而计，不过二两。以发表猛烈之药，剂中不过二两，其实非多。"

（3）视使用情况而定。陈氏强调"仲景设方，应多应少，视症而施"。以麻桂二方为例，强调用药当视实际情况而定，如桂枝汤，"今人以桂枝过于辛温，岂知桂枝平淡微甘，微见辛气，微辛则不甚温、又不甚发可知。愚每服必须四钱始见其效，如无生姜五六钱佐之，犹恐其无力以驱邪者，学者不可不识也。"又如麻黄汤，"麻黄原方用药四味，取其发表以开腠理者，独仗麻黄一味而已。又监之以桂枝，缓之以甘草，为恐其多而力猛也。设不多，则不能胜任，此乃驱逐之师，势无两立，用在急，早除一日则保一日之元气。今人知畏麻黄能伤人津液，而不顾寒邪之伤人元气。自明季至今，所患伤寒症者，概不敢用麻黄。即有用者，亦未敢用二钱，反至留祸变迁，可胜数哉！吾订用必须五钱以上，非妄言者。单仗麻黄则必五钱，如有羌、防帮凑，则三二钱亦可"。

（三）对伤寒学者学术观点的评价

陈焕堂是具有批判精神的医家，其在《伤寒论》学习的过程中，遵从仲景心法，从正统理论出发，践行伤寒理法方药，而对时年部分伤寒学者的学术观点进行辩驳与辨正，其中对陶节庵、张景岳两位医家的学术观点批判最为强烈，并撰有觉悟篇论辨两位医家。对王叔和、王肯堂两位医家的部分观点也予以批驳。

1. 指摘王叔和《伤寒例》之过

王叔和功过，史上医家争论较多，陈焕堂首先肯定太医令收拾《伤寒论》残卷，整理编次，使其得以传世之功，但转而对其编辑之际，私撰《伤寒序例》，其中对关于麻桂用法，王叔和改换《难经》成语两言之误，流弊至今的做法给予驳斥："《难经》有曰阳盛阴虚，汗之即毙；叔和则易之曰桂枝下咽，阳盛即亡。《难经》曰阴盛阳虚，下之者亡；叔和则易之曰承气入胃，阴盛则死。此等句语，若在明白之人，则知其变易字义，原非有过。若在庸腐之辈，以为桂枝既以凶暴如此，然则麻黄、青龙等药更猛于桂枝者，尚敢用耶？……以讹传讹，虽有明哲之士，习俗不觉，亦常常引为口实。遂至节庵、景岳等辈，公然改方变法，以致伤寒正法，湮没而不行……"

陈焕堂辨正道："麻、桂、承气等方，乃先师首创以治伤寒表里之正方，是遵《内经》汗下之旨者，岂有令人下咽可亡之险乎？先师论内有曰汗下后而不愈者，又有曰大下后复发汗而不解者。况伤寒一症，只辨阴阳虚盛两途而已。其云大下，是用承气，其云发汗，是用麻、桂可知。如用承气于大下之初，是为阳盛乎则当愈，是为阴盛乎亦当死，何以不愈不死而病不解乎？论内凡说汗下混治之条，不可胜数。然则桂枝、承气颠倒混用，仍有补救之方，未闻下咽即毙、入胃可亡也。"

2. 点评陶节庵的学术功过

陶节庵，明代伤寒医家，著《伤寒六书》传世。书中对《伤寒论》六经病证的辨证论治，从证候归类、病证专论、六经传变、阴阳表里虚实等方面加以阐述，另对《伤寒论》诊脉法、用药法亦有专论。后世医家对陶氏的言论毁誉参半，如李梴《医学入门》及李中梓《医宗必读》均认为伤寒学以陶节庵为正，而徐春甫、汪琥则持反对意见，陈氏对陶节庵亦持否定的态度，他认为陶节庵的错误体现在以下几个方面。

1）有《伤寒六书》之名，无六经辨证之实

陶节庵著作虽曰《伤寒六书》，但陈氏在细读的过程中发现其并非按照六经立论，而是另立名目，如"《捷江网》《一称金》《杀车椎》《锁言》等，分为六卷"，且陈氏评价其书"内中议论，重复雷同，大约居半，且多不切题……并无层次引导后学而归正传，止教后学执方废法而已"。

对于六经的论辨，陈氏称其"止可骗过未读仲景之书者"，他说陶氏六经"止于三阳之内。约略而言，至于三阴各经，则缺略而又无当"，三阴论内，只提及简单症情并有错误："太阴证内，止言腹痛咽干而渴，少阴止云口燥咽干，厥阴止云舌卷囊缩，凡论三阴数次，皆系止此数言。若果三阴之证，止此数言，虽使童子可学，何必又出危言，而谓伤寒难学，死生反掌乎？且腹满咽干而渴，本系少阴之证，无端混入太阴。倘舌卷囊缩，以居死症之列，尚自以为厥阴题目耶？"

《伤寒六书》流传久且广，以至于陈氏所在时代凡说伤寒之言，几乎将节庵的观点等同于仲景，鱼珠莫辨，且多宗节庵，而少识仲景，于是陈氏力辟其误，提出疑惑："《六书》既名伤寒，试看其说得六经阴阳证候透彻否？看其所论杂症能辨别阴阳，可使学者遵而用之者否？看其每经、每症，止以四字，多者以八字，学者即能认得伤寒否？"在治疗方面，则简化仲景辨证方法，即如六经论治，太阳一经，不拘伤寒中风，均以九味羌活，阳明一经专用葛根，少阳一经独用小柴。凡系三阴传经者，专以大承气。直中者，专以四逆汤。节庵教人凡治伤寒六经之症，说来说去，止系用此五方而止。并不声明传经阴证，当有轻重之分，即直中三阴，应有分经之辨。陈氏发出感慨："以此教学者，适足以误后学。谁谓此为可传之书哉。"

2）否认麻桂青龙，以九味羌活代之

陈氏认为陶氏不解麻桂治病之理："凡人之身，统为营卫二者，所包摄密如罗网。风寒伤人，不伤于营，则必伤卫，否则营卫两伤而已。未有风寒伤人，而不伤乎营卫之理。故仲景立桂枝汤以治卫，立麻黄汤以治营，再立大青龙汤营卫兼治，仲景之治风寒法可谓密矣"，"桂枝汤，取其调敛营卫以止汗，麻黄汤，取其大发营卫以出汗，二方乃言营卫之风寒，岂专指风寒哉？大青龙汤乃治太阳身痛而烦躁……况用石膏之旨，是为预清阳明之热，而治无汗烦躁之用"。

而陶氏用九味羌活汤一方以代麻桂青龙，陈氏辨回"以为九味方中，有羌活、防风足以代桂枝汤以治风，有辛、苍、

芎、芷足以代麻黄汤以治寒，合羌、防、辛、苍、芎、芷可治
风寒。故又可代大青龙汤以治风寒。青龙方内有石膏清火，九
味方中亦有黄芩、生地以代清火，故谓九味一方可代麻、桂、
青龙之三方"。然则"凡桂枝之症，因其有汗也。彼九味方
内，以何物能和营卫而止汗？既无和营止汗之药，而反有苍、
辛、芎、芷、防、羌一派辛燥之品，吾所谓不能代桂枝汤，而
反有误桂枝汤之证者，此也"。

陶氏以九味羌活汤代麻黄汤，陈氏则认为"夫麻黄之证，
因有寒郁于内，忌用寒凉。彼九味方内，黄芩、生地正是寒凝
之味，伤寒之大忌者。况防、辛、羌、苍、芎、芷等，每味仅
用数分一钱，恃谁猛发营中之汗乎？既无开肌发汗之专药，而
反有寒凝之芩、地，汗必不出。且又问恃谁能代杏仁以定肺家之
喘乎？吾故谓其不能代麻黄，而反有误麻黄汤之证者，此也"。

陶氏以九味羌活汤代大青龙汤，陈氏提出辩驳，即"夫大
青龙汤，原治太阳身痛烦躁，……试问九味方内，恃何药以治
烦躁乎？况以生地、细辛少阴之药而治太阳，能不误乎？吾故
又谓九味不能代大青龙，而恐有误青龙之证者也"。

此外，陈氏指出陶节庵尚存在以下错误论点：

（1）冬月正伤寒，天气严寒，非辛温发散不能故也，其
余三时并无真正伤寒，天时炎热，宜用辛凉发散而已，即冬时
解表宜辛温，余时宜凉散。陈焕堂辨曰："吾今改正曰冬月伤
寒发表宜辛温者，其以阴邪在表故也，三时伤寒发表宜用辛
凉者，以其阳邪在表故也。非谓三时治病，一概宜凉，冬时治
病，一概宜温也。如此则知所用辛温辛凉之言独指发表而言，
自然再要核辨表里阴阳，不致错执古板者。"

（2）新设三十七方，谓补仲景之未逮。陶氏新增之方，陈

氏考订后指出："细阅其方，内中所用羌、防、芎、芷数方，不是仲景旧制，其余皆由《伤寒》《金匮》或增或减，改头换面，别立名称，只载数味药名，不注轻重……节庵是内伤之法而治外感，此等方剂有何益于伤寒哉。"

3. 批评张景岳伤寒滥用补药之误

张景岳《景岳全书》清初在广东三次刊行，对岭南医学影响很大。陈氏尖锐评价景岳伤寒证治："予观景岳伤寒，其论六经证候，固未透彻，及其治法，亦不清楚"，且在论治时，仅执虚实两端，"一曰发表，一曰攻里，皆以邪实者为言也。其有脉气不足，形气不足，则不可言发，言攻，而当从乎补矣"。陈焕堂认为张景岳的错误主要体现在以下几个方面。

1）发表不分麻桂

陈氏认为景岳在伤寒治疗上，但邪在表，不辨中风与伤寒，俱以解散为法，"一伤寒，但见发热，恶寒，脉紧数，无汗，头项强痛，腰脊、肢体酸疼者，便是表证，不拘日数，即当解散""于太阳经，不辨风寒，于治法，不分麻桂……论风寒一条，谓风寒相因，风送寒来，寒随风入，有不必分辨之意。并论麻黄、桂枝二方，谓时人误谓麻黄发汗，桂枝止汗。原则麻黄发表第一，桂枝解表次之，亦不必分晰"。

2）攻里兼顾补虚

在邪热入里当清下之时，陈氏批驳景岳过虑其虚，以"内伤之法论治伤寒"，如对于里实证，张景岳云"痞、满、燥、实、坚五者俱，而后可下。"又云"下不嫌迟，恐内不实，而误攻之，必至不救。"陈焕堂则认为此论过于保守，援引六条经文，谓此六证"乃仲景所谓急下，刻不容缓者也……景岳知畏大黄芒硝能伤人，而不知畏病邪之伤人更大"。陈焕堂批评道"景岳先存今人常虚之偏见，反以内伤之法以治伤寒，则一误到底而不觉"。对于分属太阳、阳明和少阳的麻黄汤证、大承气汤证和小柴胡汤证，陈焕堂认为有是证则当用是方，方不为后世浅学所惑，更不能以"内伤之法治伤寒"，力矫时医对景岳"伤寒须补""虚人始病，不虚人则不病"观点的曲解。

3）少阳病位不明

张景岳在《景岳全书》中对少阳病位的辨别不明，"景岳曰：伤寒但见往来寒热，胁痛，口苦而呕，或耳聋，脉弦数者，即少阳半表半里之证，治宜和解，以新方诸柴胡饮及小柴胡汤之类，酌宜用之"，而其诸柴胡饮的配伍"有加生地以滋阴者；有加黄连以清火者；有加熟地、当归以补血；有加参、术以补气者"。陈氏评价景岳少阳病位不明，认为景岳误执节庵之言，以为少阳处于二阳、三阴之间，为半寒半热，半阴半阳，半虚半实者也。实际上，少阳之半表，是近太阳之半，半里者是近阳明之半也。并以小柴胡之原方之配伍规律为例做解释："有生姜是为半表，有黄芩是为半里，亦可知矣。如偏于表，仲景则加桂枝，是太阳之药也；如偏于里，仲景则加大黄，或加芒硝，是阳明之药也；谓半表半里，非兼太阳阳明乎"。

4）伤寒益气养血

陈氏指出伤寒不能偏激地认为无补法，也不可如张景岳所倡导"虚人始外感，伤寒须补"，对于伤寒的正确治疗方法是有虚证时可补，如仲景本人就常用附子温阳、人参生津、芍药养血、黄芪益气等于外感之时，且以补阳救阴为要务。景岳倡导"伤寒须补"，且以熟地、当归等阴缓之药为多，陈氏认为于证不妥，他说"此为外感之病做内伤之治"，病家气血之虚为素来之旧病，而伤寒为急病，不能过虑旧患，以熟地、当归等缓药以治急病，有留祸养痈之患。景岳倡导的伤寒须补的思路，对岭南医学影响很大，陈氏说他常见其时的医家，于外感三阳之证时，常常用着补阴益气煎，而病家亦常自觉因病而虚，乐见医家用补。陈氏认为此风气不利于伤寒治疗，当引以为戒。

（四）辨正南省有无正伤寒

陈氏在卷一写有"辨南省无伤寒说""论南方无伤寒原委"两部分内容，阐述了清代南方地区对于伤寒的认知状况，他分析了此类误解产生的原因，并提出自己的观点。

1. 学术思潮的影响

清代南方地区有一些医家，如陶节庵、王肯堂，持"南方无正伤寒"之说，而不敢用伤寒方，对仲景治疗伤寒的麻黄、桂枝、青龙等方，化裁为相对平和的清凉、平和之剂，此种思潮，对清代岭南影响深远，陈氏在书中点出种种积习："庸医不学无术，目不见仲景之书，口不解仲景之义，亦公然自命为医。想其初有见仲景论内，桂枝证则禁用麻黄，麻黄证则禁用桂枝，稍有差讹，则致结胸亡阳之祸。谆谆伸戒，彼等早视麻黄、桂枝畏若砒鸩。及闻陶节庵以九味羌活一方统代麻桂之说，比之喜得赦书，莫不恃此而应酬藏拙之具矣。又有倡言南人脏热，即有麻桂证候，亦不宜用麻桂之方。庸昧者，即又喜得以藏其拙。不曰我实畏用麻桂，反曰南人不宜麻桂；不曰我不能辨认麻桂证候，反曰南方并无麻桂证候；不曰我实不识伤寒，反曰南方无得伤寒；不曰我实不能读《伤寒论》，反曰南方之人既无伤寒，则伤寒书又何须再读。千医万医，如出一口。千人万人，以为诚然。习俗相沿，牢不可破矣。"

陈氏痛驳此种方法，认为"世谓南人并无真正伤寒所患者，皆外感早暮之风寒，但宜参苏败毒、九味、十神、小柴胡加减、景岳五柴等足以治矣，无须麻桂青龙霸道之剂"。他认为此流弊出自王肯堂，"昔王肯堂曰：发表而用麻黄汤，此方为元气不虚者设也。如夹时气者，宜十神汤；挟暑湿者，宜正气汤；挟寒者，宜五积散；挟热者，宜通圣散；挟食者，宜养胃汤；挟痰者，宜参苏散"。

陈氏并从《黄帝内经》虚邪发病、伤寒病性、南土地域气候等方面以证王肯堂的错误，"人之经脉百骸、筋骨皮肉莫不相同，及其患病应无异也，且伤寒者，为人伤于风寒之病耳，非怪异之病也。《内经》曰：君子固密，虽有大风苛毒，勿之能伤。又曰：虚邪不能独伤人，必因身形之虚，而后客之也。是则血气平和，营卫固守者，断无其病。所病伤寒者，必其人先虚，皮肤疏缓，风寒始能伤之。南方之人，何术而皆得精神完固，独无伤寒哉？若以南北土地厚薄而分人之强弱，则北方厚而强，南方薄而弱。弱者病应多，南方伤寒应多也。若以南北之寒温分人之脏腑寒热，则北人之脏应寒，南人之脏应热。又以伤寒之属寒属热较论，倘属寒则北人应多，果若属热则南人应多也。《内经》曰：人之伤于寒，而为热病。是则伤寒属热，南人应多无疑，何故反谓南方独无哉？或曰：北方风高，故有伤寒，南方地暖，故无之欤。予曰：南方岂总无寒，常见隆冬有如板之水，人亦当有伤寒也。但谓北方寒多则病多，南方寒少则病少，犹可言也。若谓北有寒则有伤寒，南无寒则无伤寒，不可言也。"

2. 不识伤寒面目

陈氏指出持"南省无伤寒说"的另一个重要原因是"不

识伤寒面目"。陈氏在书中列举其行医的一则往事："予尝窃听药店之内，数医相聚，借相谤予。有曰某人常常用着麻黄桂枝，何以彼独见得伤寒之多乎？有曰焉知不是将牛作马乎？"于是他投以设问："汝见今人有患发热、恶寒、头痛、无汗之症乎？汝又见有发热、恶寒、头痛、有汗之症乎？"答案是"常有之"。此两证即是"伤寒证"与"中风证"，可见在南方亦有典型的麻黄汤证和桂枝汤证，世人谓"南省无伤寒"是不识伤寒面目，陈氏从自身临床出发，概括出典型伤寒证、中风证，并指出当风寒感人，当采用麻黄汤等温散的方法才能截断病势："夫人当于冬令，外寒内热，皮肤闭密，虽遇严寒极冻，亦原不易伤。唯质弱者，腠理乍疏，寒邪倘能犯人，亦不易出。因寒邪属阴，初入之际，必为内间之阳气阻隔，不能擅入，不过寄于肌肉之间。欲入不得，欲出亦不能，势必郁而为热。善治者，乘其初入肌肤之表，猛用发表之剂，一发汗而寒邪尽除，不待其再郁而愈热。设再郁愈热，则必传经。苟若传经，传至三阴，热气相搏，诚难拘逐。故仲景立麻黄汤，用桂枝以助表之阳，以逐寒邪也。用麻黄以逐腠理之汗，且驱肺家之寒气也。用杏仁是降肺气，而气喘可除。用炙甘草以安中州，又可缓麻桂之猛烈。此为慎重周密之师，而决必胜之策者矣。"故他发出感慨："世人所设外感诸方，皆系夹杂之药，可治风寒夹杂之症者，麻桂青龙所治者，寒伤营风伤卫风寒两伤而设，但谓南人无不夹杂证之伤寒可也，若谓南人并无正伤寒不可也。果系轻浅，外感风寒夹杂之证，但用外感诸方可矣，若果伤营伤卫的与麻桂青龙所治之证吻合者则当用麻桂青龙为是。"

最后陈氏进一步陈述了对于夹杂之伤寒，仲景方化裁仍能应对临床变化，以麻黄汤为例："如麻黄汤加白术、茯苓可治湿肿，加茵陈、栀子可治湿黄，加紫菀、百部可治寒咳，加半夏、南星可治寒痰，加柴芍可治疟疾，加四苓可治水泻，加厚朴枳实可治喘急，加黄芩石膏可治风热。如还魂汤、麻杏石甘汤、麻杏苡甘汤、越婢汤等。凡用麻黄以治杂证者，不可计数。至于桂枝汤，仲景加减，变得二三十方，通治百病。即使外感夹杂之证，即加夹杂证之药，无往不利。"

参考文献

［1］陈焕堂.仲景归真［M］.影印本.广州：广东科技出版社，2009.

［2］余洁英.伤寒岭南流派文献收集及医家学术思想探讨（清至近代）［D］.广州：广州中医药大学，2011.

［3］罗启盛.陈焕堂《仲景归真》学术思想研究［D］.广州：广州中医药大学，2014.

［4］张仲景.伤寒论［M］.钱超尘，郝万山，整理.北京：人民卫生出版社，2005.

致谢

本书的出版得益于岭南古籍出版计划和广东科技出版社的支持，本书的整理、编写得到东莞市中医院邓丽娥、黎润林、李国顺、庾国桢、伍小玲、王洪华、黄超凡、李俊强、李瑞华、陈泽康的帮助，在此一并表示感谢。